REVISANDO COM
AS MELHORES QUESTÕES DE

# PROVAS DE
# RESIDÊNCIA
# MÉDICA

## GINECOLOGIA
## GERAL E
## ENDÓCRINA

CB014536

# FELIPE COSTA

REVISANDO COM
AS MELHORES QUESTÕES DE

# PROVAS DE RESIDÊNCIA MÉDICA

## GINECOLOGIA GERAL E ENDÓCRINA

**COM ÁUDIO** em cada questão via **QR** *code*

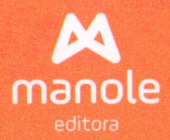

manole
editora

*Copyright* © 2022 Editora Manole Ltda., por meio de contrato de coedição com o autor.

EDITORA: Eliane Otani
PRODUÇÃO EDITORIAL: Eliane Otani – Visão Editorial
PROJETO GRÁFICO E DIAGRAMAÇÃO: Eliane Otani – Visão Editorial
CAPA: Sopros Design
IMAGENS DE MIOLO: retiradas das provas de acesso direto
GRAVAÇÃO DOS ÁUDIOS: LK Produtora (Santa Maria, RS)

CIP-BRASIL. CATALOGAÇÃO NA PUBLICAÇÃO
SINDICATO NACIONAL DOS EDITORES DE LIVROS, RJ

---

C872r

    Costa, Felipe
       Revisando com as melhores questões de provas de residência médica : ginecologia geral e endócrina / Felipe Costa. - 1. ed. - Barueri [SP] : Manole, 2022.
       208 p. : il. ; 23 cm.

       Inclui bibliografia.
       ISBN 978-65-5576-877-0.

       1. Ginecologia. 2. Ginecologia endócrina. 3. Endocrinologia ginecológica. 4. Medicina - Estudo e ensino (Residência). 5. Residentes (Medicina). 6. Formação profissional. I. Título.

22-79402

           CDD: 618.1
           CDU: 618:612.43-055.2

---

Gabriela Faray Ferreira Lopes - Bibliotecária - CRB-7/6643

1ª edição – 2022

Editora Manole Ltda.
Alameda América, n. 876
06543-315 – Santana de Parnaíba – SP – Brasil
Tel.: (11) 4196-6000
www.manole.com.br | https://atendimento.manole.com.br

Impresso no Brasil | *Printed in Brazil*

Dedico este livro aos meus pacientes e alunos,
que me inspiram a sempre estudar mais e mais.
Agradeço aos meus pais, Anita e Madril,
pelo incentivo de sempre.

# SUMÁRIO

APRESENTAÇÃO . . . . . . . . . . . . . . . . . . . . . . 11

## PARTE 1 – GINECOLOGIA GERAL

1. SANGRAMENTO UTERINO ANORMAL . . . . . . . . . . 13
2. MIOMATOSE UTERINA E ADENOMIOSE . . . . . . . . . . 29
3. DISMENORREIA, DOR PÉLVICA E ENDOMETRIOSE . . . . . . . 41
4. VULVOVAGINITES . . . . . . . . . . . . . . . . . . . 61
5. DOENÇA INFLAMATÓRIA PÉLVICA . . . . . . . . . . . . 71
6. ANTICONCEPÇÃO . . . . . . . . . . . . . . . 79
7. GESTAÇÃO ECTÓPICA E DIAGNÓSTICOS DIFERENCIAIS . . . . . . . 107

## PARTE 2 – GINECOLOGIA ENDÓCRINA

8. CICLO MENSTRUAL . . . . . . . . . . . . . . . . . . 123
9. CLIMATÉRIO . . . . . . . . . . . . . . . . . . . 135
10. HIPERANDROGENISMO E SÍNDROME DOS OVÁRIOS POLICÍSTICOS . . 155
11. HIPERPROLACTINEMIA . . . . . . . . . . . . . . . . 169
12. AMENORREIAS . . . . . . . . . . . . . . . . . . . 173
13. INFERTILIDADE E REPRODUÇÃO ASSISTIDA . . . . . . . . . 193

BIBLIOGRAFIA CONSULTADA . . . . . . . . . . . . . . 207

## Este livro tem QR *codes* em cada questão

Para melhor experiência com os áudios, instale o Google Drive em seu dispositivo móvel.

A Medicina é uma área do conhecimento em constante evolução. Os protocolos de segurança devem ser seguidos, porém novas pesquisas e testes clínicos podem merecer análises e revisões, inclusive de regulação, normas técnicas e regras do órgão de classe, como códigos de ética, aplicáveis à matéria. Alterações em tratamentos medicamentosos ou decorrentes de procedimentos tornam-se necessárias e adequadas. Os leitores, estudantes e profissionais da saúde que se sirvam desta obra como apoio ao conhecimento, são aconselhados a conferir as informações fornecidas no que concerne a medicamentos, prdutos, equipamentos e outro qualquer recurso. É responsabilidade do médico, com base na sua experiência e na avaliação clínica do paciente e de suas condições de saúde e de eventuais comorbidades, determinar as dosagens e o melhor tratamento aplicável a cada situação. As linhas de pesquisa ou de argumentação do autor, assim como suas opiniões, não são necessariamente as da Editora.

Esta obra serve apenas de apoio complementar a estudantes e à prática médica, mas não substitui a avaliação clínica e de saúde de pacientes, sendo do leitor – estudante ou profissional da saúde – a responsabilidade pelo uso da obra como instrumento complementar à sua experiência e ao seu conhecimento próprio e individual.

Do mesmo modo, foram empregados todos os esforços para garantir a proteção dos direitos de autor envolvidos na obra, inclusive quanto às obras de terceiros e imagens e ilustrações aqui reproduzidas. Especificamente nesta obra, as questões foram reproduzidas das respectivas provas, com pequenas alterações referentes a correções de formalização da língua portuguesa. Caso algum autor se sinta prejudicado, favor entrar em contato com a Editora.

Finalmente, cabe orientar o leitor que a citação de passagens desta obra com o objetivo de debate ou exemplificação ou ainda a reprodução de pequenos trechos desta obra para uso privado, sem intuito comercial e desde que não prejudique a normal exploração da obra, são, por um lado, permitidas pela Lei de Direitos Autorais, art. 46, incisos II e III. Por outro, a mesma Lei de Direitos Autorais, no art. 29, incisos I, VI e VII, proíbe a reprodução parcial ou integral desta obra, sem prévia autorização, para uso coletivo, bem como o compartilhamento indiscriminado de cópias não autorizadas, inclusive em grupos de grande audiência em redes sociais e aplicativos de mensagens instantâneas. Essa prática prejudica a normal exploração da obra pelo seu autor, ameaçando a edição técnica e universitária de livros científicos e didáticos e a produção de novas obras de qualquer autor.

As questões deste livro foram retiradas na íntegra* dos concursos de residência médica promovidos pelas seguintes instituições:

AMP – Associação Médica do Paraná

AMRIGS – Associação Médica do Rio Grande do Sul

ENARE – Exame Nacional de Residência Médica (MEC)

FMUSP – Faculdade de Medicina da Universidade de São Paulo (USP)

HCPA – Hospital de Clínicas de Porto Alegre

HIAE – Hospital Israelita Albert Einstein

HSL-SP – Hospital Sírio-Libanês de São Paulo

IAMSPE – Instituto de Assistência Médica ao Servidor Público Estadual de São Paulo

PSU-MG – Processo Seletivo Unificado de Residência Médica de Minas Gerais

PUCRS – Pontifícia Universidade Católica do Rio Grande do Sul

SCMSP – Santa Casa de Misericórdia de São Paulo

SMS-SP – Secretaria Municipal de Saúde de São Paulo

SURCE – Seleção Unificada para Residência Médica no Estado do Ceará

SUS-BA – Processo Seletivo Unificado do Sistema Único de Saúde (SUS) da Bahia

SUS-SP – Processo Seletivo Unificado do Sistema Único de Saúde (SUS) de São Paulo

UNICAMP – Universidade Estadual de Campinas

UNIFESP – Universidade Federal de São Paulo

UFRJ – Universidade Federal do Rio de Janeiro

USP-RP – Universidade de São Paulo em Ribeirão Preto

_____

* Foram realizadas correções de erros da língua portuguesa.

# APRESENTAÇÃO

Neste ano de 2022, completo 15 anos de docência em Ginecologia e Obstetrícia em cursos de Medicina no Rio Grande do Sul, nos quais fui professor na Universidade Federal de Santa Maria (UFSM) e na Universidade de Santa Cruz do Sul (UNISC); e, há 7 anos, leciono no curso de Medicina da Universidade Franciscana (UFN), em Santa Maria. Nesse período, acompanhei os principais concursos de residência médica do Brasil, suas respectivas provas e, principalmente, as questões na área de ginecologia e obstetrícia.

Acredito que o estudo por meio da realização de boas questões é um ótimo método de revisão de conteúdo tanto para os alunos das faculdades de medicina quanto para os médicos que estão se preparando para as provas de residência ou para o título de especialização.

Esta obra procurou selecionar as melhores questões de Ginecologia Geral e Ginecologia Endócrina das últimas provas de acesso direto das principais instituições de ensino que oferecem residência médica no país, incluindo a discussão, em áudio, acerca de cada questão, conteúdo que poderá ser acessado por meio dos QR *codes*.

Desejo que esta publicação seja útil no seu processo de aprendizagem. Bons estudos!

*Felipe Costa*

# GINECOLOGIA GERAL

## PARTE 1

# 1 SANGRAMENTO UTERINO ANORMAL

1. (UNIFESP-2022) Mulher, 68 anos de idade, com câncer de mama receptor hormonal positivo, tratado há 3 anos, em uso regular de tamoxifeno, apresenta episódios de sangramento vaginal indolor, pequeno volume, com duração de 2 dias, há 6 meses. Realizou ultrassonografia que revelou útero retrovertido 41 x 24 x 40 mm – vol. 65 cm³, eco endometrial de 9 mm, ovários não visualizados. O diagnóstico mais provável e a conduta mais adequada são, respectivamente:

A. Sangramento da pós-menopausa; biópsia endometrial por histeroscopia.
B. Sangramento uterino anormal; prescrição de progestagênio cíclico.
C. Sangramento da pós-menopausa; seguimento clínico semestral.
D. Sangramento uterino anormal; histerectomia total abdominal.

2. (UNICAMP-2022) Mulher, 60 anos de idade, procura o ginecologista após segundo episódio de sangramento vaginal em pequena quantidade. Antecedentes pessoais: obesidade grau II e menopausa aos 50 anos, sem reposição hormonal. Exame ginecológico: sem particularidades. Ultrassonografia pélvica: espessura endometrial de 10 mm. A hipótese diagnóstica e o exame de investigação são:

A. Pólipo endometrial; ultrassom pélvico transvaginal.
B. Carcinoma de endométrio; histeroscopia.
C. Atrofia endometrial; teste de progesterona.
D. Sarcoma de útero; biópsia de endométrio.

3. (UFRJ-2022) Mulher, 65 anos de idade, obesa, com DM tipo 2 e hipertensão arterial sistêmica, queixa-se de sangramento vaginal intermitente com início há 6 meses. Exame físico: colo epitelizado, sem lesões aparentes; conteúdo vaginal fisiológico; sem evidências de sangramento ativo no momento; útero em anteversoflexão,

tamanho normal. US transvaginal: eco endometrial homogêneo medindo 3 mm. A hipótese diagnóstica mais provável é:

A. Atrofia endometrial.

B. Câncer de endométrio.

C. Hiperplasia endometrial.

D. Pólipo endometrial.

4. (HIAE-2022) Mulher, 47 anos de idade, hígida, procurou atendimento com queixa de aumento do volume menstrual há cerca de um ano. Refere usar cerca de 10 absorventes ao dia e, por vezes, ocorrem vazamentos. O intervalo menstrual é de 40 a 50 dias. Ao exame, encontra-se descorada ++/4+, normotensa, hidratada e afebril. O exame ginecológico mostra útero de tamanho e consistência normais, anexos palpáveis e normais. Sem sangramento no momento do exame. Exames subsidiários mostram hemoglobina de 9,8 g/dL, coagulograma normal, citologia cervicovaginal normal, ultrassonografia pélvica normal. Esse quadro sugere sangramento uterino anormal de causa:

A. Adenomiose.

B. Ovulatória.

C. Iatrogênica.

D. Não classificada.

5. (PSU-MG-2022) Mulher nuligesta, 26 anos de idade, refere hipermenorreia há um ano. Realizou ultrassonografia transvaginal, que identificou mioma submucoso de 2 cm, com distorção da cavidade uterina. Assinale a alternativa com a melhor conduta para tratar a hipermenorreia.

A. Acetato de medroxiprogesterona injetável.

B. Análogos do GnRH.

C. Miomectomia histeroscópica.

D. Sistema intrauterino com liberação de levonorgestrel.

6. (AMRIGS-2022) Paciente com 56 anos de idade vem à consulta referindo sangramento vaginal há 1 mês, de baixa intensidade. Refere ter tido a menopausa aos 50 anos. Sobre o caso acima exposto, analise as assertivas abaixo:

I. Deverá realizar histerectomia total com anexectomia bilateral.

II. A histeroscopia com biópsia está indicada.

III. O exame especular vaginal deve ser a primeira abordagem.

**Quais estão corretas?**

**A.** Apenas I.

**B.** Apenas II.

**C.** Apenas I e III.

**D.** Apenas II e III.


**Situação problema para as questões 07 a 09**

Mulher, 71 anos de idade, nuligesta, procura atendimento devido a um san-gramento genital de pequena quantidade, há 15 dias. Antecedentes médicos: hipertensa. Antecedentes ginecológicos: menarca aos 11 anos; na menacme, apresentava ciclos longos, menopausou aos 49 anos, não faz reposição hor-monal e não tem mais vida sexual ativa. Ao exame físico, PA: 130 x 80 mmHg; peso: 79 kg; altura: 1,64 m; circunferência abdominal: 89 cm. Exame segmen-tar: nenhum achado relevante. Vulva coaptada, sem lesões. Exame especular: mucosa pálida, colo aparentemente epitelizado, sangramento +/4+ fluindo pelo orifício externo. Toque vaginal: útero AVF volume normal; anexos não palpáveis.


7. **(SUS-BA-2022)** Diante do quadro, indique a principal suspeita diagnóstica:

**A.** Adenocarcinoma cervical.

**B.** Hiperplasia endometrial.

**C.** Adenomiose.

**D.** Cervicite.


8. **(SUS-BA-2022)** Indique o exame recomendado para confirmar ou afastar sua principal suspeita diagnóstica:

**A.** Teste de progesterona.

**B.** Curetagem diagnóstica.

**C.** Ultrassom transvaginal.

**D.** Vídeo-histeroscopia.


9. **(SUS-BA-2022)** Indique os fatores de risco mais prevalentes associa-dos à principal hipótese diagnóstica:

**A.** Infertilidade, uso de tamoxifeno e síndrome de ovários de policísticos.

**B.** Hipertensão, diabetes e menarca tardia.

**C.** Menarca tardia, obesidade e diabetes.

**D.** Hipertensão, infertilidade e menopausa precoce.

**10.** (IAMSPE-2021) Uma paciente de 59 anos de idade, em menopausa desde os 52, sem terapia hormonal, refere sangramento genital em pequena quantidade. O exame ginecológico foi normal. A ultrassonografia transvaginal revelou útero com volume de 92 cc, presença de mioma intramural de 1 cm e eco endometrial de 8 mm. Com base nesse caso hipotético, assinale a alternativa correta:

A. A causa do sangramento é o mioma e deve-se adotar conduta expectante.

B. Como se trata de paciente na pós-menopausa, está indicada a histerectomia total, com ou sem anexectomia, de acordo com o desejo da paciente.

C. Deve-se indicar a histeroscopia ambulatorial.

D. Está indicada a miomectomia por via laparoscópica.

E. Deve-se tratar clinicamente com progestagênio e observar se o sangramento cessará.

**11.** (HIAE-2021) Mulher de 45 anos de idade, IIIG, IIIP (3 cesáreas), refere aumento do fluxo menstrual há cerca de 1 ano. Refere que o fluxo dura 8 dias, com coágulos nos 3 primeiros dias, e tem intervalo regular de 28 dias. Também apresenta cólicas moderadas durante o fluxo. O exame especular mostra mácula rubra facilmente sangrante ao redor do orifício externo do colo, com cerca de 1 cm. O toque vaginal evidencia útero globalmente aumentado 2 vezes de volume, endurecido, móvel, indolor. A ultrassonografia mostra: miométrio heterogêneo difusamente, nódulo hipoecoico subseroso séssil de 1 cm, zona juncional aumentada, volume de 290 cm³. Ovário direito com formação anecoica de 20 mm. Ovário esquerdo sem alterações. Líquido livre em pequena quantidade na pelve. Pela classificação PALM-COEIN de sangramento uterino anormal (SUA), essa paciente se enquadra em:

A. SUA-O, pelo distúrbio ovulatório causado provavelmente pelo cisto anexial.

B. SUA-E, por possível doença inflamatória pélvica, evidenciada pelo líquido livre na cavidade.

C. SUA-A, caracterizado pelo miométrio heterogêneo e zona juncional aumentada.

D. SUA-L, pela identificação do nódulo hipoecogênico de 1 cm.

E. SUA-M, pela mácula rubra sangrante, com indicação de biópsia para confirmação.

12. **(FMUSP-2021)** Paciente de 45 anos de idade apresenta sangramento menstrual excessivo há 3 dias acompanhado de intensa dor em cólica. PA = 100 x 60 mmHg; FC = 100 bpm; FR = 12 ipm. Exame especular com sangramento ativo pelo colo uterino. No toque vaginal, o útero é regular, com volume habitual e não doloroso à mobilização. Qual é a conduta?

A. Histeroscopia diagnóstica.
B. Curetagem uterina.
C. Progesterona dose elevada.
D. Histerectomia.

13. **(UNICAMP-2020)** Adolescente, 12 anos de idade, refere menstruações com ciclos regulares com fluxo aumentado, desde a menarca há 1 ano. Antecedentes pessoais: nega procedimentos cirúrgicos. A conduta é:

A. Investigar presença de endometriose.
B. Orientar que é normal nessa fase da vida.
C. Investigar doença de von Willebrand.
D. Investigar malformações müllerianas.

14. **(HIAE-2020)** Paciente de 45 anos de idade, com sangramento genital em grande quantidade, há 3 dias. Ao exame, encontra-se descorada, porém normotensa. O exame físico mostra presença de grande quantidade de sangue e coágulos na vagina, sem lesões visíveis. A ultrassonografia pélvica mostra útero e ovários normais. As medicações que podem melhorar o sangramento genital nesse momento são:

A. Estrogênios, anti-inflamatórios ou antifibrinolíticos.
B. Progesterona vaginal, análogos de GnRH, albumina endovenosa.
C. Análogos de GnRH, contraceptivos hormonais de progestagênio ou combinados.
D. Implante de progesterona, progesterona oral ou fibrinolíticos.
E. Corticoides, anti-inflamatórios não hormonais ou contraceptivos injetáveis.

15. **(FMUSP-2020)** Paciente de 40 anos apresenta sangramento menstrual excessivo, com o seguinte achado histeroscópico:

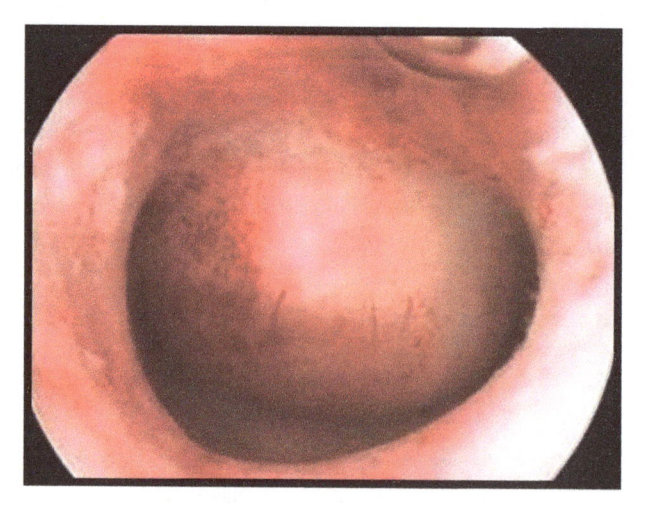

**Qual é o tratamento mais adequado?**

**A.** Dispositivo intrauterino com progesterona.

**B.** Ácido tranexâmico.

**C.** Embolização.

**D.** Ablação histeroscópica.

**16.** (AMRIGS-2020) Paciente, 52 anos, em amenorreia há 3 anos, sedentária, hipertensa e sedentária, referindo episódio de sangramento vaginal intermitente há 3 meses. Exame físico normal, exceto por pequeno sangramento uterino ao exame especular. Investigação de imagem com ecografia pélvica mostra útero de tamanho normal, mas com espessura endometrial de 1,4 cm e ovários atróficos. Nesse caso, é correto afirmar que:

**A.** O diagnóstico é de câncer de endométrio, uma vez que o sangramento na pós-menopausa e a espessura endometrial aumentada estão associados a essa neoplasia na quase totalidade dos casos.

**B.** O sangramento é devido à atrofia endometrial.

**C.** É necessário estudo histopatológico do endométrio para afastar hiperplasia e câncer.

**D.** Deve-se iniciar terapia de reposição hormonal para controle do sangramento vaginal.

**17.** (AMP-2020) Jovem de 18 anos procura atendimento por apresentar sangramento genital há 15 dias. Relata que este sangramento dura 3 a 4 dias, cessa por 2-3 dias e reinicia. E lhe diz que há cerca de 7 meses a menstruação costuma adiantar de 10 a 15 dias. Menarca

11 anos, sexarca 15 anos e nega comorbidades e uso de métodos anticoncepcionais. Apresenta beta-hCG, realizado há 2 dias, negativo. Ao toque combinado nenhuma alteração detectada e no exame especular observação de sangramento ativo, provindo de orifício cervical externo. Com os dados disponíveis, assinale verdadeira (V) ou falsa (F) as seguintes afirmativas:

I. O intervalo menstrual que esta paciente apresentava antes do sangramento uterino anormal vigente é compatível com ciclos ovulatórios.

II. O sangramento vigente decorre de roturas setoriais de arteríolas e vênulas da camada funcional do endométrio.

III. A etiologia mais frequente deste sangramento uterino anormal é a miomatose intramural.

IV. Para cessar o sangramento vigente é indicada a associação de anti-inflamatório não hormonal e ácido tranexâmico.

V. Para cessar o sangramento vigente é indicada a associação de estrógeno e progestágeno.

A seguinte alternativa contempla o solicitado no enunciado:

A. V, V, F, F, F.
B. F, V, V, F, V.
C. V, V, F, V, V.
D. V, V, F, F, V.
E. F, V, F, F, V.

18. (UNICAMP-2019) Mulher, 35 anos de idade, G2P2A0C0, comparece ao ambulatório de ginecologia referindo aumento do fluxo menstrual há 6 meses, com duração de 8 dias, presença de coágulos e uso de seis absorventes por dia. Faz uso de anticoncepcional oral combinado. Ultrassonografia pélvica: útero de volume de 87 cm³, endométrio com espessura de 5 mm e imagem nodular de 2 x 2 cm compatível com mioma FIGO 1, ovários sem alterações. Hemoglobina = 9,5 g/dL. A conduta é:

A. Miomectomia histeroscópica.
B. Trocar anticoncepcional oral combinado por injetável combinado mensal.
C. Miomectomia laparoscópica.
D. Trocar anticoncepcional oral combinado por transdérmico.

19. (FMUSP-2019) Mulher, 42 anos de idade, 2 partos normais, marido vasectomizado, refere que seus ciclos menstruais permanecem regulares de 30 dias, mas sua menstruação vem aumentando em

duração e quantidade há 6 meses, inclusive com aparecimento de cólica (que não apresentava antes). O exame clínico geral é normal. O toque vaginal, não doloroso, identifica útero em anteversoflexão, volume e forma normais, regiões anexiais sem alterações. Qual é a principal hipótese diagnóstica?

A. Adenomiose.
B. Miomatose uterina.
C. Endometrite.
D. Istmocele.

20. (HCPA-2019) Paciente de 43 anos com IMC de 32,4 kg/m² consultou por vir apresentando sangramento uterino com intervalos de 45 dias e duração de 9 dias, de grande volume (em média, 10 absorventes/dia). Não havia em seu histórico problemas de sangramento de qualquer tipo. Encontrava-se com pressão arterial de 140/90 mmHg. Ao exame físico especular, não se percebia sangramento, e o colo encontrava-se sem alterações; ao toque vaginal, o útero estava anteroversofletido, móvel, de tamanho normal, não dolorido, e os anexos não eram palpáveis. Com base no diagnóstico mais provável, deverá ser realizada:

A. Ultrassonografia pélvica transvaginal.
B. Ressonância magnética da pelve.
C. Biópsia do endométrio.
D. Histeroscopia sem biópsia.
E. Histerossonografia.

21. (UNIFESP-2018) Paciente com 60 anos de idade, em terapia hormonal com esquema combinado contínuo oral, apresenta perda sanguínea irregular há 2 semanas. A primeira conduta a ser tomada é:

A. Trocar para esquema combinado cíclico.
B. Prescrever estrogênio isolado transdérmico.
C. Realizar curetagem uterina fracionada.
D. Fazer biópsia endometrial ambulatorial.
E. Suspender a terapia hormonal e observar por 3 meses.

22. (PSU-MG-2018) Em relação à avaliação da cavidade endometrial pela ultrassonografia endovaginal de paciente pós-menopausa e com sangramento vaginal, assinale a alternativa correta:

**A.** A interpretação da medida da espessura do eco endometrial independe da idade e da fase de vida da mulher.

**B.** Um eco endometrial com espessura de 10 mm afasta a possibilidade de câncer de endométrio.

**C.** O diagnóstico de câncer do endométrio é confirmado se sua espessura for maior que 15 mm.

**D.** Espessura endometrial menor que 5 mm torna a presença de câncer de endométrio muito remota.

**23.** **(HIAE-2018)** Mulher de 72 anos de idade, 4G 4P, sem comorbidades, refere apresentar pequeno sangramento pela vagina há uma semana. Ao exame físico, vagina, colo do útero e corpo uterino estão normais para a idade. O diagnóstico mais provável é de:

**A.** Hiperplasia endometrial típica.

**B.** Atrofia endometrial.

**C.** Hiperplasia endometrial com atipia.

**D.** Carcinoma endometrial.

**E.** Pólipo endometrial.

**24.** **(UNICAMP-2018)** Mulher, 58 anos de idade, G1A1, solicita consulta de urgência em acolhimento do posto de saúde por novo episódio de sangramento genital. Refere ser o terceiro episódio no ano e vem aumentando de volume e diminuindo o intervalo. Antecedente pessoal: última menstruação há 4 anos, hipertensa, obesa e diabética, com controle dietético. Colpocitologias oncológicas realizadas a cada dois anos, nos últimos seis anos, sempre com resultado "alterações celulares inflamatórias". Exame ginecológico: sem alterações, junção escamocolunar visível, sem lesões suspeitas. A hipótese diagnóstica e a conduta são:

**A.** Hiperplasia endometrial; avaliação histológica.

**B.** Câncer do colo uterino; conização.

**C.** Câncer de ovário; ecografia pélvica.

**D.** Atrofia genital; estrógenos conjugados.

**25.** **(UNIFESP-2017)** Dentre as causas de sangramento uterino anormal destacam-se as não estruturais, que são:

**A.** Sangramento disfuncional do endométrio, leiomioma, adenomiose.

**B.** Coagulopatia, trombofilias adquiridas, terapia hormonal inadequada.

**C.** Leiomioma, neoplasia de colo, malformação mülleriana.

D. Neoplasias malignas, neoplasias benignas, endocervicite.

E. Disfunção ovulatória, iatrogênica, coagulopatia.

**26.** **(PSU-MG-2017) Paciente de 14 anos apresenta sangramento uterino anormal com importante metrorragia desde a menarca há três meses. Sua mãe relata episódios de epistaxe há mais de seis meses e sangramento de pequenas feridas, maior que o esperado. Nega atividade sexual. Entre as opções abaixo, assinale a que contém a relação de exames prioritários para essa paciente:**

A. Dosagens de hormônios tireoidianos, estudo citopatológico e pesquisa de DST em amostra coletada do colo uterino.

B. Hemograma, contagem de plaquetas, tempo de tromboplastina parcial, dosagem de beta-hCG.

C. Hemograma, dosagens de prolactina e progesterona na segunda fase do ciclo menstrual.

D. Ultrassom pélvico, dosagem de FSH, provas de função hepática.

**27.** **(PSU-MG-2017) Com relação ao sangramento uterino disfuncional na idade reprodutiva da mulher, assinale a alternativa ERRADA:**

A. Na maioria dos casos, o sangramento uterino disfuncional é ovulatório e causado por supressão estrogênica.

B. Na prática médica rotineira, a expressão "sangramento uterino disfuncional" é utilizada como diagnóstico de exclusão, e não como um sintoma.

C. Nos quadros de hemorragia uterina disfuncional, a cicatrização do endométrio é assincrônica e irregular.

D. Nos quadros de hemorragia uterina disfuncional, níveis maiores de estrogênio causam episódios de amenorreia, seguidos de hemorragia aguda.

**28.** **(AMRIGS-2017) Paciente de 25 anos, em uso de anticoncepcional combinado oral (ACO) com 20 mcg de etinilestradiol há 1 ano, apresenta sangramento intermenstrual (*spotting*) há 60 dias. Nega doenças crônicas ou uso de outros medicamentos. Refere que, às vezes, esquece de tomar o ACO e que tem parceiro sexual único. Além do exame ginecológico, qual a conduta imediata mais adequada?**

A. Realizar ultrassonografia transvaginal para avaliar a cavidade uterina.

B. Solicitar beta-hCG para descartar gravidez.

C. Trocar o ACO por um com dose de 30 mcg de etinilestradiol.

D. Prescrever antibioticoterapia para tratar endometrite.

E. Suspender o ACO e indicar DIU com levonorgestrel.

**29. (AMRIGS-2017)** Em relação à irregularidade menstrual, analise as assertivas abaixo:

I. Na presença de irregularidade menstrual em mulher sexualmente ativa, é necessário descartar gravidez.

II. Nos dois primeiros anos pós-menarca, a irregularidade menstrual pode ser fisiológica, por imaturidade do eixo hipotálamo-hipófise-ovário.

III. Na perimenopausa, é comum ocorrer irregularidade menstrual por anovulação.

IV. Na irregularidade pós-menarca, a causa patológica mais comum é a síndrome dos ovários policísticos.

**Quais estão corretas?**

A. Apenas I e II.

B. Apenas III e IV.

C. Apenas I, II e III.

D. Apenas II, III e IV.

E. I, II, III e IV.

**30. (AMRIGS-2017)** Em relação ao sangramento uterino disfuncional, analise as assertivas abaixo:

I. É característico de ciclos anovulatórios, sendo muito comum logo após a menarca e na perimenopausa.

II. Pólipo endometrial e miomatose uterina são causas comuns.

III. Os anticoncepcionais combinados orais e os antifibrinolíticos são opções terapêuticas.

**Quais estão corretas?**

A. Apenas I.

B. Apenas II.

C. Apenas III.

D. Apenas I e III.

E. I, II e III.

**31. (SUS-SP-2016)** Paciente de 30 anos de idade queixa-se de aumento do fluxo menstrual, com sangramento intenso que dura 7 dias, com eliminação de coágulos e cólicas importantes. Essa queixa tem cerca de um ano de duração. Refere ter engravidado uma vez, tendo parto normal, sem intercorrência, há 3 anos. Usa preservativo como método contraceptivo. Ao exame físico, observa-se colo normal, com moderada quantidade de sangue coletado na vagina. O toque bimanual mostra útero aumentado a 10 cm da sínfise púbica, superfície irregular, móvel, discretamente doloroso à

palpação. Pensando nas causas de sangramento uterino anormal, a primeira hipótese diagnóstica deve ser de:
A. Sarcoma uterino.
B. Mioma uterino subseroso.
C. Mioma uterino intramural.
D. Pólipo endocervical.
E. Endometriose pélvica.

32. (AMRIGS-2016) Na terapêutica do sangramento uterino disfuncional, assinale a alternativa que proporciona o maior percentual de redução de perda sanguínea.
A. DIU de levonorgestrel.
B. Noretisterona.
C. Ácido tranexâmico.
D. AINEs.
E. Anticoncepcional oral combinado.

33. (HCPA-2016) Assinale a alternativa correta sobre o tratamento do sangramento uterino anormal sem causa orgânica.
A. Acetato de medroxiprogesterona administrado na segunda fase do ciclo menstrual é a melhor opção de tratamento.
B. Dispositivo intrauterino com levonorgestrel reduz a indicação de histerectomia.
C. Anti-inflamatório não esteroide reduz a polimenorreia.
D. Anti-inflamatório não esteroide corrige a oligomenorreia.
E. Ácido tranexâmico, um inibidor da ciclo-oxigenase, deve ser usado entre o quinto e o vigésimo quinto dias do ciclo menstrual.

34. (AMRIGS-2015) Mulher com 59 anos de idade refere ter apresentado três episódios de sangramento vaginal em pouca quantidade e de coloração escura no último ano. Diz também estar utilizando terapia de reposição hormonal de uso contínuo desde a menopausa, que ocorreu aos 52 anos. Qual o método propedêutico mais adequado para a elucidação diagnóstica?
A. Biópsia aspirativa de endométrio.
B. Curetagem uterina.
C. Ultrassonografia pélvica transvaginal.
D. Histeroscopia com biópsia.
E. Citologia uterina por método de Abradul.

**35.** (USP-RP-2014) ID: Menina, 13 anos de idade, virgem, menarca aos 12 anos. HMA: comparece para consulta em UBS por aumento do volume menstrual e da duração (9 dias) desde a menarca e dois episódios de transfusão neste período, sendo que num deles a paciente apresentou instabilidade hemodinâmica. Hoje está sem sangramento ativo, refere que tem ciclos regulares de 28 dias e DUM há 10 dias.

Assinale a alternativa que contém o provável diagnóstico e a conduta para este caso:

**A.** Imaturidade do eixo hipotálamo-hipófise-ovário e uso de anti-inflamatórios.

**B.** Síndrome dos ovários policísticos e uso de contraceptivos orais combinados.

**C.** Doença hematológica e uso de contraceptivos orais combinados.

**D.** Hipotireoidismo e uso de levotiroxina sódica.

**36.** (SUS-SP-2014) Mulher, 67 anos de idade, na pós-menopausa há 18 anos e sem uso de terapia de reposição hormonal, refere sangramento vaginal discreto há 2 dias. A principal hipótese diagnóstica é:

**A.** Atrofia endometrial decorrente do hipoestrogenismo, que pode levar a fragilidade vascular endometrial e sangramento.

**B.** Leiomioma uterino subseroso e deve ser investigado por meio de ultrassono-grafia transvaginal.

**C.** Câncer de endométrio, portanto a conduta é histeroscopia diagnóstica imediata com biópsia de endométrio.

**D.** Pólipo uterino como causa de sangramento uterino disfuncional.

**E.** Hiperplasia endometrial com espessura endometrial de até 7 mm.

**37.** (AMRIGS-2014) A causa mais frequente de sangramento uterino pós--menopausa é:

**A.** Atrofia do endométrio.

**B.** Terapia de reposição estrogênica.

**C.** Presença de pólipos endometriais.

**D.** Hiperplasia de endométrio.

**E.** Carcinoma de endométrio.

**38.** (AMRIGS-2013) Considere as seguintes afirmativas quanto ao sangra-mento uterino anormal:

I. Cerca de 20% dos casos de sangramento uterino em adolescentes relacionam-se a algum tipo de discrasia sanguínea.

II. A possibilidade de doença uterina aumenta com a faixa etária.

III. O sangramento disfuncional deve-se geralmente a ciclos anovulatórios.

**Quais estão corretas?**

A. Apenas I.

B. Apenas I e II.

C. Apenas I e III.

D. Apenas II e III.

E. I, II e III.

39. (AMRIGS-2013) Paciente, 23 anos de idade, sexualmente ativa, com menorragia há 15 dias, refere ter hirsutismo e ciclos oligomenor-reicos desde a menarca. Faz uso de camisinha como método contraceptivo. Qual o principal diagnóstico nessa paciente com sangramento uterino anormal?

A. Sangramento uterino disfuncional.

B. Gravidez.

C. Miomatose uterina.

D. Síndrome dos ovários policísticos.

E. Anovulação.

## GABARITO

| | | | | |
|---|---|---|---|---|
| 1. A | 9. A | 17. E | 25. E | 33. B |
| 2. B | 10. C | 18. A | 26. B | 34. D |
| 3. A | 11. C | 19. A | 27. A | 35. C |
| 4. B | 12. C | 20. C | 28. B | 36. A |
| 5. C | 13. C | 21. D | 29. E | 37. A |
| 6. D | 14. A | 22. D | 30. D | 38. E |
| 7. B | 15. D | 23. B | 31. C | 39. B |
| 8. D | 16. C | 24. A | 32. A | |

## PONTOS-CHAVE – SANGRAMENTO UTERINO ANORMAL

▸ Geralmente, os ciclos menstruais normais têm duração de 21 a 35 dias, com fluxo menstrual por até oito dias.

▶ Em mulheres na menacme, o sangramento uterino anormal (SUA) compreende alterações na duração, na quantidade ou na frequência dos ciclos menstruais, assim como também sangramento entre os ciclos. Na pós-menopausa, o SUA inclui sangramento vaginal 12 meses ou mais após a última menstruação.

▶ O diagnóstico etiológico deve ser guiado pelo sistema PALM-COEIN de classificação, elaborado pela Federação Internacional de Ginecologia e Obstetrícia (FIGO), devendo-se iniciar a avaliação por uma anamnese completa, exclusão de gravidez e um bom exame ginecológico.

▶ A gravidez deve sempre ser excluída em mulheres em idade reprodutiva que apresentem SUA.

▶ Causas anatômicas, como miomas, pólipos e adenomiose, são mais comuns em mulheres em idade reprodutiva, ao passo que o sangramento por anovulação é mais comum nos extremos reprodutivos (adolescência e perimenopausa).

▶ O SUA na pós-menopausa sempre deve ser investigado, a fim de excluir patologia maligna endometrial, embora, nesse grupo de mulheres, a causa mais prevalente de sangramento seja a atrofia endometrial.

▶ Mulheres na pré-menopausa, com mais de 45 anos de idade ou com fator de risco para câncer endometrial e que apresentam SUA devem ser submetidas a estudo histopatológico do endométrio.

▶ O tratamento varia de acordo com a causa, a intensidade e as repercussões do sangramento. Se houver uma causa estrutural, o tratamento deve ser dirigido para a causa específica (p. ex., miomectomia, polipectomia, tratamento de neoplasia maligna). Nos sangramentos de causa não estrutural, como os secundários a ciclos anovulatórios, o tratamento medicamentoso é o de escolha, podendo ser hormonal (anticoncepcional combinado oral, estrogênios em altas doses, progestágenos isolados de via oral, subdérmica ou intrauterina) ou não hormonal (anti-inflamatórios não esteroides [AINEs], antifibrinolíticos).

1. **(UFRJ-2022)** Mulher, 35 anos de idade, nuligesta, está tentando engravidar há 3 meses. Refere aumento da duração de sua menstruação de 3 para 7 dias, associada a aumento do fluxo menstrual, com necessidade de uso de absorventes noturnos por pelo menos 5 dias do fluxo. As queixas iniciaram há 6 meses, com piora progressiva. US transvaginal: imagem corporal, posterior, nodular, hipoecogênica, intramural, rechaçando o endométrio anteriormente, medindo 3 cm. Vídeo-histeroscopia diagnóstica: mioma posterior, FIGO 1. A opção terapêutica mais adequada é:

A. Miomectomia vídeo-histeroscópica.

B. Miomectomia videolaparoscópica.

C. Histerectomia total abdominal.

D. Histerectomia subtotal vaginal.

2. **(IAMSPE-2022)** A uma paciente com suspeita clínica e ultrassonográfica de adenomiose foi solicitada a realização de uma histeroscopia, que demonstrou cavidade uterina normal e endométrio de aspecto proliferativo. Realizou, também, uma biópsia de endométrio em parede posterior. Com base nesse caso hipotético, assinale a alternativa correta.

A. Se a biópsia revelar ausência de apoptose, o diagnóstico de adenomiose estará caracterizado.

B. Se a biópsia confirmar endométrio proliferativo, o diagnóstico será de adenomiose.

C. O resultado esperado do exame anatomopatológico é o de hiperplasia endometrial sem atipias.

D. A confirmação de adenomiose se dá com o exame anatomopatológico de endométrio proliferativo e a dosagem sérica de CA-125 menor que 35 U/mL.

E. A biópsia endometrial não tem relevância para o diagnóstico de adenomiose.

3. **(ENARE-2022)** M.R.F., sexo feminino, 27 anos de idade, apresenta queixa de sangramento menstrual volumoso, durante período menstrual, e dismenorreia. Ao exame físico, apresenta útero aumentado difusamente e doloroso à palpação. Foi realizada uma ultrassonografia transvaginal, que evidenciou um miométrio hete-rogêneo e eco endometrial mal definido. Com base nos achados clínicos e ultrassonográficos, assinale a principal hipótese diagnóstica:

A. Endometriose.
B. Câncer de endométrio.
C. Leiomioma.
D. Adenomiose.
E. Pólipo endometrial.

4. **(AMP-2022)** Os leiomiomas são neoplasias do músculo liso, são benignos e se originam com frequência no miométrio. Sobre esta situação selecione a opção correta.

I. Leiomiomas são tumores sensíveis ao estrogênio e à progesterona.
II. O tabagismo é um fator de risco adicional para o aparecimento de leiomiomas.
III. É raro o desenvolvimento de leiomiomas na pós-menopausa.
A. As afirmativas I e II são verdadeiras. A afirmativa III é falsa.
B. As afirmativas I e III são verdadeiras. A afirmativa II é falsa.
C. As afirmativas II e III são verdadeiras. A afirmativa I é falsa.
D. As afirmativas I, II e III são verdadeiras.
E. As afirmativas I, II e III são falsas.

5. **(HSL-SP-2021)** Os leiomiomas são neoplasias benignas do útero, res-ponsáveis por sintomas de:

A. Aumento do fluxo menstrual e diminuição do intervalo menstrual, quando inteiramente subserosos.
B. Metrorragia e dismenorreia quando submucosos.
C. Infertilidade e compressão de órgãos vizinhos quando submucosos pediculados.
D. Dor pélvica crônica e infertilidade quando subserosos sésseis.
E. Dor aguda por degeneração ou torção quando inteiramente intramurais.

6. **(IAMSPE-2021)** Uma paciente de 37 anos de idade, com desejo de engravidar, refere fluxos menstruais abundantes e prolongados. O exame ginecológico foi normal. A ultrassonografia transvaginal e a histeroscopia revelaram útero com volume de 98 cc e a presença de leiomioma do útero de 2 cm, submucoso, tipo I. Com base nessa situação hipotética, assinale a alternativa correta:

A. A paciente deverá ser submetida à miomectomia histeroscópica, pois o mioma em questão explica o quadro clínico e é fator de infertilidade.

B. Outras causas da queixa clínica deverão ser investigadas, pois o mioma é muito pequeno.

C. Deve-se tratar a paciente com progestagênio, que reduz sobremaneira o volume do mioma.

D. Por se tratar de mioma tipo I, deve-se associar ao tratamento histeroscópico a videolaparoscopia.

E. O tratamento ideal é clínico, com análogo do GnRH.

7. **(SCMSP-2021)** Uma paciente de 34 anos de idade, com queixa de sangramento uterino anormal, realizou uma ultrassonografia transvaginal, que evidenciou: nódulo hipoecogênico, com limites bem definidos, medindo 3 cm; manto interno de 0 cm; e manto externo de 2 cm. Com base nesse caso hipotético e na classificação da FIGO, a lesão pode ser classificada como:

A. FIGO 0.

B. FIGO 1.

C. FIGO 2.

D. FIGO 3.

E. FIGO 4.

8. **(HIAE-2021)** Mulher, 43 anos de idade, refere dores pélvicas, dispareunia de profundidade e sangramentos menstruais volumosos. Realizou ressonância magnética, que evidenciou vários nódulos uterinos, ilustrados e numerados de 0 a 8 na imagem abaixo, conforme a classificação dos miomas da Federação Internacional de Ginecologia e Obstetrícia (FIGO).

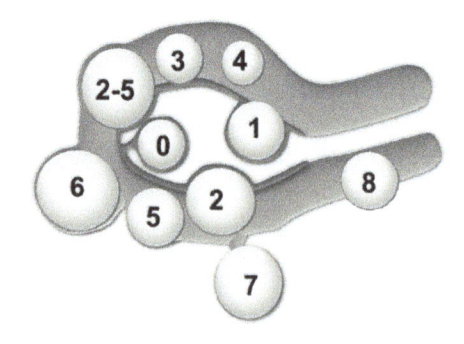

**Nesse caso:**

A. 2 a 5 são totalmente intramurais e não interferem no padrão de sangramento menstrual.

B. 1 é subseroso com mais de 50% acometimento intramural e pode ser assintomático.

C. 8 é conhecido como parasitário e pode ocasionar dispareunia de profundidade.

D. 3 é intramural com mais de 50% de acometimento submucoso, porém não ocasiona sangramento irregular.

E. 6 é submucoso com mais de 50% de acometimento intramural e pode ocasionar dores pélvicas.

9. (AMP-2020) Senhora com 37 anos de idade, queixa-se que há cerca de 2 anos menstrua na data prevista, porém em grande quantidade (III) e durante muitos dias (7-8) e com muitos coágulos. Há um ano tem cólicas de forte intensidade em região hipogástrica durante todo período menstrual e que interferem em seus afazeres. A paciente é gesta III, para III (último há 5 anos). Ao exame ginecológico nenhuma anormalidade foi detectada em genitais externos, vagina e colo uterino. Ao toque combinado percebe-se útero medindo cerca de 11 cm de comprimento, endurecido e com superfície lisa. Anexos impalpáveis. Apresenta ultrassom pélvico ginecológico que mostra miométrio heterogêneo e com a presença de cinco nódulos intramurais, o menor com 28 x 37 mm e o maior com 63 x 57 mm. Volume uterino de 851 cm³. Endométrio 16 mm de espessura. Anexos normais.

Sobre o caso em questão, analise as considerações abaixo.

I. A principal degeneração da doença uterina que a paciente apresenta é a hialina.

II. Um dos fatores que contribuem para o aumento da quantidade e da duração do sangramento menstrual é a expressão elevada da aromatase endometrial.

III. A algia menstrual é dismenorreia primária e pode ser tratada com anti-inflamatório inibidor da COX-2.

IV. A presença de coágulos deve-se ao aumento da plasmina e com isto ocorrendo neutralização da fibrina e a formação de coágulos.

V. A diminuição do volume uterino pode ser obtida com a prescrição de, por exemplo, acetato de leuprolida ou de ulipristal.

**Estão corretas apenas as alternativas:**

A. I.

B. II.

C. I e III.

D. II e V.

E. II, III e V.

10. **(UNIFESP-2019)** Mulher, 73 anos de idade, tercigesta, secundípara, procura o posto de saúde preocupada com o resultado de ultrassonografia endovaginal solicitado pelo geriatra. Refere ser hígida, nega sangramento genital e queixas climatéricas. Não faz uso de medicação diária. Ultrassonografia = nódulo sólido uterino intramural com área calcificada, medindo 15 x 13 mm, endométrio: 2 mm, ovários não observados. Qual o provável diagnóstico e a conduta?

A. Leiomiossarcoma uterino; histerectomia.

B. Teratoma uterino; histerectomia.

C. Mioma uterino calcificado; tranquilizar a paciente.

D. Mioma uterino; miomectomia.

E. Nódulo uterino a esclarecer; biópsia percutânea.

11. **(IAMSPE-2019)** Paciente de 35 anos, nulípara, com desejo de engravidar no prazo de 1 ano, refere sangramento menstrual excessivo e prolongado há 1 ano. Ao exame ginecológico, o útero está aumentado de volume e irregular. Exame especular normal. A ultrassonograa revelou útero com 210 cc às custas de dois miomas intramurais de 6 e 7 cm de diâmetro. A hemoglobina estava normal. Diante do quadro clínico, a conduta mais adequada é:

A. Usar análogo do GnRH para melhora do quadro clínico.

B. Usar progestagênio contínuo para diminuir o sangramento e o volume dos miomas.

C. Usar anticoncepcional hormonal combinado contínuo.

D. Colocar um dispositivo intrauterino de levonorgestrel.

E. Realizar miomectomias.

**12.** (HIAE-2019) A adenomiose é causa de sangramento uterino anormal e tem como característica:

**A.** Acometer mulheres jovens nulíparas.
**B.** Aumentar o risco de neoplasia maligna do endométrio.
**C.** A metaplasia glandular do miométrio.
**D.** A presença de glândulas endometriais dentro do miométrio.
**E.** Maior risco de sarcoma uterino.

**13.** (UFRJ-2018) Mulher, 35 anos de idade, assintomática, realiza dois exames de USG transvaginal com um ano de intevalo entre eles. O primeiro revelou útero de 10 cm x 8,5 cm x 7 cm, miomatoso, com mioma subseroso medindo 7 cm de diâmetro. O segundo demonstra útero de 16 cm x 11 cm x 9 cm com mioma subseroso de 9 cm. Refere desconforto pélvico. O exame físico é compatível com o laudo ultrassonográfico. A causa mais provável do aumento nas dimensões apresentadas acima é a presença de:

**A.** Sarcoma uterino.
**B.** Degeneração miomatosa.
**C.** Adenomioma.
**D.** Crescimento uterino às custas de aumento dos miomas.

**14.** (PSU-MG-2018) Os miomas uterinos são a indicação mais frequente de histerectomia no Brasil. Em relação aos miomas uterinos, assinale a alternativa ERRADA:

**A.** O risco é maior se a história familiar é positiva para miomas em parentes de primeiro grau.
**B.** Os intramurais diminuem a taxa de fertilidade.
**C.** São tumores monoclonais.
**D.** Tanto o estrogênio quanto a progesterona podem promover seu aparecimento.

**15.** (UNICAMP-2018) Mulher, 47 anos de idade, G3P3C0, retorna à unidade básica de saúde para checar exame de ultrassonografia pélvica solicitado em consulta de rotina há dois meses. Nega qualquer sintoma. Apresenta ciclos menstruais regulares, com volume de sangramento normal. Antecedente pessoal: laqueadura após o parto do último filho. Exame ginecológico: útero discretamente aumentado ao toque vaginal, indolor à mobilização. Ultrassonografia pélvica: útero antevertido com volume de 200 cm$^3$ (normal de 90-120 cm$^3$), apresentando dois nódulos intramurais compatíveis com miomas de 2,0 x 2,0 cm e de 1,8 x 2,3 cm; ovários visualizados e sem alterações; ausência de ascite. A conduta é:

A. Histerectomia por via laparoscópica.
B. Prescrever acetato de medroxiprogesterona de depósito a cada 3 meses.
C. Expectante.
D. Prescrever pílula anticoncepcional contínua com progestágeno isolado.

**16. (PUCRS-2018) Em relação aos miomas uterinos, afirma-se:**

I. A incidência de miomatose eleva-se com a idade.
II. O risco de apresentar mioma é maior nas mulheres que possuem alguma parente em primeiro grau com miomatose.
III. No que diz respeito aos fatores de risco, não há relação definida entre os contraceptivos orais e miomas.

**Está/estão correta(s) a(s) afirmativa(s):**

A. I, apenas.
B. II, apenas.
C. III, apenas.
D. II e III, apenas.
E. I, II e III.

**17. (PSU-MG-2017) Os miomas uterinos são tumores benignos das células musculares lisas do miométrio e mais prevalentes durante a menacme. Em relação a essa doença, assinale a alternativa ERRADA:**

A. A maioria dos miomas uterinos cresce rapidamente, justificando o grande número de histerectomias no mundo.
B. O tabagismo está relacionado com redução na incidência dos miomas uterinos.
C. Pacientes na perimenopausa, com mioma e sintomas leves se beneficiam da conduta conservadora.
D. Tanto o estrogênio quanto a progesterona podem promover o surgimento dos miomas.

**18. (FMUSP-2017) Mulher de 32 anos tem desejo reprodutivo. Há 8 meses apresentou gestação seguida de aborto espontâneo com 7 semanas, sem necessidade de curetagem. Desde este evento, não faz uso de método contraceptivo e apresenta ciclos menstruais regulares, com duração de 4 dias, intervalo de 30 dias e fluxo aumentado.**

- Exame ginecológico:
  - Genitais externos normais;

- Especular – conteúdo vaginal habitual, colo epitelizado;
- Toque vaginal – útero em anteversoflexão, regular, não doloroso à mobilização, volume habitual.
- Realiza os seguintes exames:
  - Espermograma do parceiro: normal.
  - Ultrassom transvaginal – corte sagital uterino:

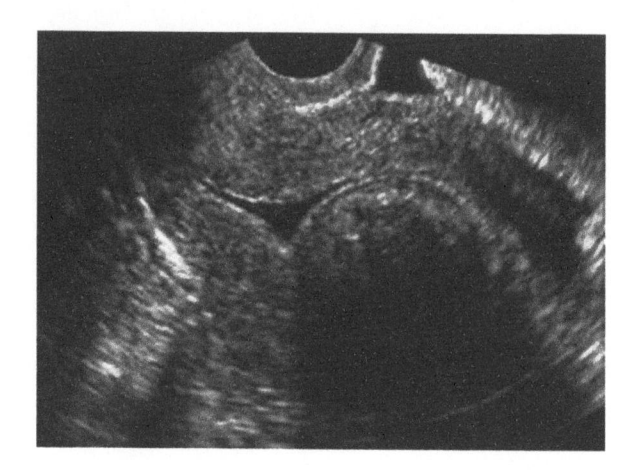

- Ultrassom transvaginal – ovários:

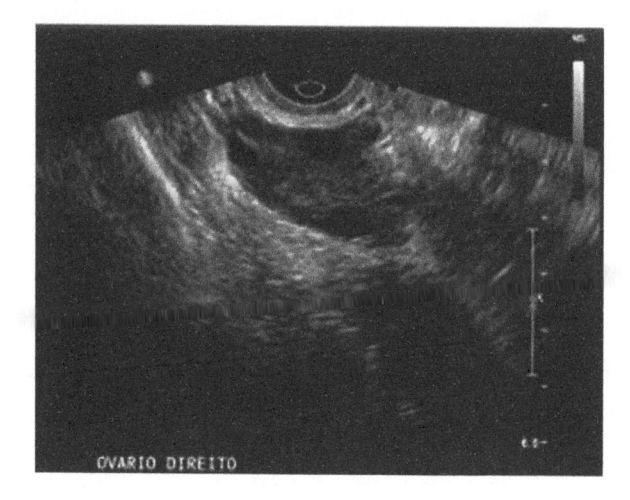

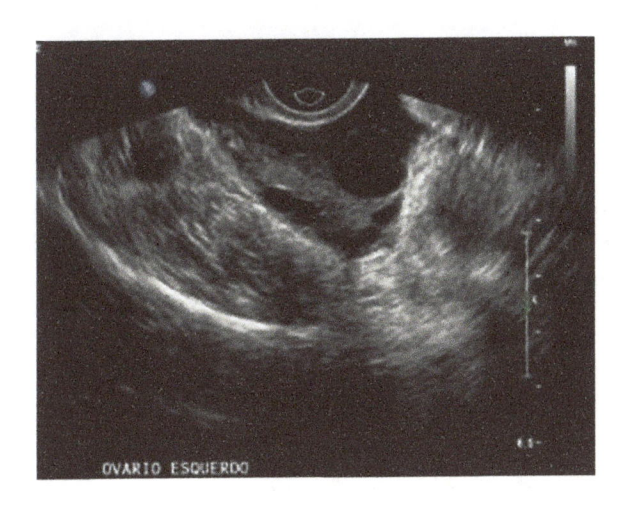

OVARIO ESQUERDO

— Dosagens séricas no 3º dia do ciclo menstrual:

| Resultado | Referências |
|---|---|
| FSH: 0,6 UI/L | Fase folicular: até 12,0 UI/L |
| | Fase lútea: até 12,0 UI/L |
| | Pico ovulatório: 12,0 a 25,0 UI/L |
| LH: 1,8 UI/L | Fase folicular: até 12,0 UI/L |
| | Fase lútea: até 15,0 UI/L |
| | Pico ovulatório: 15,0 a 100,0 UI/L |
| Estradiol: 32,0 ng/dL | Fase folicular: 1,2 a 23,3 ng/dL |
| | Pico ovulatório: 4,1 a 39,8 ng/dL |
| | Fase lútea: 2,2 a 34,1 ng/dL |
| Progesterona: 35 ng/dL | Fase folicular: até 105 ng/dL |
| | Fase lútea: 400 a 2.000 ng/dL |
| Prolactina: 27 microgramas/L | Feminino (não grávidas): até 31 microgramas/L |
| CA-125: 30 U/mL | Inferior a 35 U/mL |

**Considerando o desejo reprodutivo e as informações clínicas, ultrassonográficas e laboratoriais, é necessário realizar:**

**A.** Tratamento de síndrome dos ovários policísticos.

**B.** Suplementação de progesterona.

**C.** Laparoscopia diagnóstica.

**D.** Histeroscopia cirúrgica.

**19.** **(AMRIGS-2016)** Observe a figura abaixo que representa um útero com leiomiomas (identificados com números de 1 a 5) em diferentes localizações.

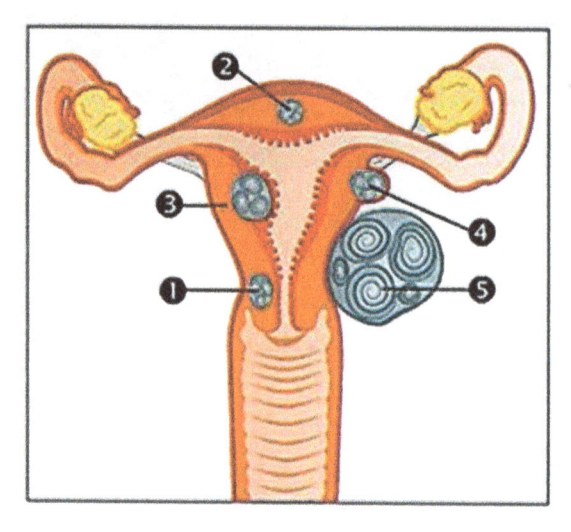

O mioma que, isoladamente, está associado com maior prevalência de sangramento uterino anormal é o de número:

**A.** 1.

**B.** 2.

**C.** 3.

**D.** 4.

**E.** 5.

▶ Os miomas uterinos são muitos comuns. A maioria das mulheres é assintomática e recebe o diagnóstico de miomatose de forma acidental, durante a realização de um exame de imagem.

▶ A miomatose assintomática não requer nenhum tratamento, sendo possível adotar conduta expectante.

▶ Entre os fatores de risco, destacam-se a idade da mulher (a incidência cresce com o aumento da idade), a maior exposição aos hormônios endógenos (menarca precoce), o histórico familiar e a raça (mais comum em afro-americanas).

▶ Não há uma relação definida de causa e efeito entre os contraceptivos orais e a presença de miomas.

▶ O principal sintoma relacionado aos miomas é o sangramento uterino anormal.

▶ O sistema de classificação de miomas da FIGO classifica os miomas em submucosos, intramurais, subserosos e transmurais.

▶ Miomas submucosos estão mais associados a sangramento uterino e subfertilidade.

▶ O diagnóstico é baseado no exame pélvico e de imagem. Miomas subserosos e intramurais de tamanhos significativos podem ser diagnosticados por meio do toque vaginal bimanual, com detecção de útero aumentado de volume, irregular, firme e indolor à palpação.

▶ A ultrassonografia transvaginal é o exame de imagem inicial para a avaliação da presença de miomas, com boa sensibilidade e especificidade diagnósticas. Outros métodos diagnósticos, como a ressonância magnética, a histerossonografia e a histeroscopia, também são úteis, especialmente para a detecção de mioma submucoso.

▶ O tratamento nas mulheres sintomáticas pode ser clínico ou cirúrgico, a depender de uma avaliação acurada do tamanho, do número e da posição dos miomas, assim como do desejo ou não de manter a fertilidade.

▶ A miomectomia (histeroscópica ou laparoscópica) deve ser sempre considerada, quando houver indicação, como alternativa à histerectomia.

▶ A embolização da artéria uterina no tratamento dos miomas pode ser uma alternativa eficaz em pacientes selecionadas.

▶ A adenomiose é definida como a presença de estroma e de glândulas endometriais dentro do miométrio. É comum a coexistência de adenomiose, endometriose e miomas uterinos.

▶ As principais manifestações clínicas associadas à adenomiose são sangramento menstrual aumentado ou prolongado, dismenorreia e útero aumentado difusamente e hipersensível durante a menstruação. Os exames de imagem, como a ultrassonografia e a ressonância magnética, podem ajudar na suspeição diagnóstica.

▶ O tratamento definitivo da adenomiose é a histerectomia, mas o alívio da dismenorreia e o controle do fluxo menstrual podem ser obtidos com tratamento clínico, com AINE, contraceptivos hormonais e supressão da menstruação com progestágenos isolados (DIU, implante ou oral) ou agonistas do GnRH.

# 3 DISMENORREIA, DOR PÉLVICA E ENDOMETRIOSE

1. **(FMUSP-2022)** Mulher, 18 anos de idade, refere cólica menstrual importante, iniciando um dia antes do fluxo menstrual. Refere ciclos menstruais regulares de 30 dias com duração de 4 dias. Menarca 12 anos e aparecimento das cólicas desde os 16 anos. Iniciou vida sexual aos 17 anos; faz uso de preservativo irregularmente. Nega dor à relação sexual, refere orgasmo. Exame clínico geral sem alterações. Exame ginecológico com genitais externos sem alteração, especular conteúdo vaginal habitual, colo epitelizado. Toque vaginal útero em anteversoflexão, volume habitual, móvel, não doloroso, regiões anexiais livres e indolores. Qual é o tratamento inicial adequado?

A. Gestrinona.
B. Azitromicina.
C. DIU progesterona.
D. Ácido mefenâmico.

2. **(IAMSPE-2022)** Acerca da endometriose pélvica, assinale a alternativa correta.

A. Na endometriose profunda, a dosagem sérica do CA-125 costuma estar acima de 120 U/mL.
B. Para o diagnóstico de endometriose profunda, é necessária a queixa clínica de dispareunia de profundidade.
C. As pacientes têm como queixas principais dismenorreia, dor pélvica, dispareunia e infertilidade. A intensidade dos sintomas é proporcional à extensão da doença.
D. A doença é considerada como profunda quando penetra mais de 5 mm no local da afecção.
E. Por conterem estrogênio, as pílulas combinadas com estrogênio e progesterona não devem ser utilizadas no tratamento clínico.

3. **(HIAE-2022)** Mulher de 32 anos de idade chega ao pronto-socorro com queixa intensa de dor pélvica há cerca de 3 horas. Refere que estava na academia quando sentiu dor aguda e intensa na pelve, causando náusea e sensação de desmaio. Faz uso irregular de pílula contraceptiva. Tomou medicação analgésica e colocou bolsa de água quente, sem melhora, decidindo ir ao PS. Ao exame encontra-se normotensa, corada e afebril. Abdome bastante doloroso com descompressão brusca presente em fossa ilíaca direita. O toque vaginal demonstrou dor intensa à mobilização do colo, impossibilitando exame adequado. Realizada ultrassonografia pélvica, que mostrou imagem sólido-cística em região pélvica direita, medindo 8 cm. A equipe indicou cirurgia. Entre os seguintes achados cirúrgicos, o mais provável é:

**A.** Apendicite aguda bloqueada.

**B.** Abscesso tubo-ovariano.

**C.** Tumor ovariano com torção anexial.

**D.** Gravidez ectópica íntegra.

4. **(AMRIGS-2022)** Paciente de 30 anos com dismenorreia progressiva foi avaliada por seu médico.

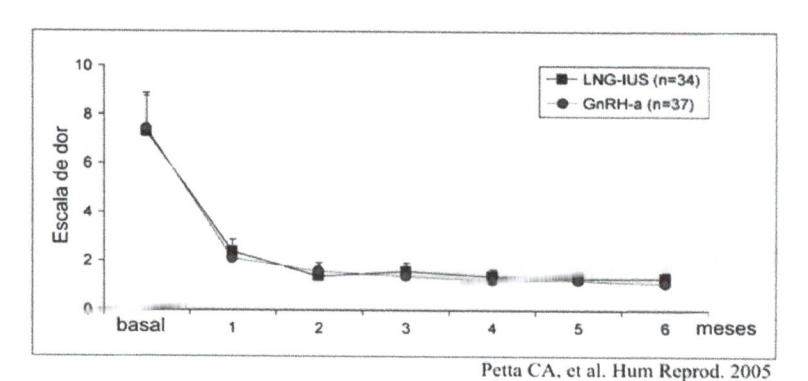

Petta CA, et al. Hum Reprod. 2005

Com base no gráfico do estudo randomizado e das propriedades das duas medicações estudadas – análogos do hormônio liberador de gonadotrofina (GnRH-a) e sistema intrauterino liberador de levonorgestrel (LNG-IUS) –, é correto afirmar que:

**A.** Mais pacientes preferem usar o GnRH-a (n=37), apesar de não haver diferença significativa, quando comparado com o uso do LNG-IUS (n=34).

**B.** Não existe diferença significativa entre usar LNG-IUS e GnRH-a no que se refere à dor no final de 6 meses; portanto, a paciente poderá receber qualquer um dos medicamentos para reduzir a sua dor, sendo que os efeitos colaterais das duas medicações são idênticos.

**C.** Seria preferível oferecer GnRH-a por não ter os efeitos colaterais do hipoestrogenismo causados pelo LNG-IUS.

**D.** Seria preferível oferecer LNG-IUS por não ter os efeitos colaterais do hipoestrogenismo causados pelo GnRH-a.

**5.** (AMRIGS-2022) **No que se refere à endometriose pélvica, analise as assertivas abaixo.**

**I.** Em uma mulher com dor pélvica, o aparecimento de um cisto de conteúdo denso na segunda fase de um ciclo ovulatório caracteriza a presença de endometrioma ovariano.

**II.** A associação do exame clínico e da ressonância nuclear magnética é equivalente à videolaparoscopia no diagnóstico primário da endometriose.

**III.** A dismenorreia secundária em mulheres adultas é sugestiva de endometriose pélvica.

**Quais estão corretas?**

**A.** Apenas I.

**B.** Apenas II.

**C.** Apenas III.

**D.** Apenas I e III.

**6.** (AMP-2022) **A endometriose é definida pela presença de glândulas e estroma endometrial fora do sítio normal. Sobre essa situação selecione a opção correta.**

**I.** O ultrassom com mapeamento é a melhor forma de diagnosticar.

**II.** A hematúria cíclica é um indicativo de possível endometriose de bexiga.

**III.** Os cistos ovarianos endometrióticos têm cor marrom escura e podem atingir grandes dimensões.

**A.** As afirmativas I e II são verdadeiras. A afirmativa III é falsa.

**B.** As afirmativas I e III são verdadeiras. A afirmativa II é falsa.

**C.** As afirmativas II e III são verdadeiras. A afirmativa I é falsa.

**D.** As afirmativas I, II e III são verdadeiras.

**E.** As afirmativas I, II e III são falsas.

7. **(HCPA-2022)** Nuligesta de 22 anos de idade, com menarca aos 14 anos e ciclos menstruais regulares desde então, veio à consulta por dor pélvica crônica, de intensidade moderada (7 pela escala visual analógica), obtendo melhora parcial com anti-inflamatórios não esteroidais, quadro iniciado há 1 ano. Seu IMC era de 19 kg/m². Relatou que fizera uso de contraceptivo hormonal combinado de forma cíclica, mas que, há 2 anos, após a colocação de DIU de cobre, houve piora do quadro. Negou alergias, doenças prévias e sintomas gastrointestinais e urinários. O exame ginecológico estava normal. Qual a conduta mais adequada para essa paciente no momento?

A. Solicitar dosagem de CA-125.
B. Solicitar ultrassonografia pélvica transvaginal.
C. Solicitar ressonância magnética pélvica.
D. Iniciar tratamento com progesterona.

8. **(UNIFESP-2021)** Mulher, 31 anos de idade, com queixa de dor pélvica crônica (escala visual analógica 8) realiza ultrassonografia pélvica e observa-se a presença de massa cística de conteúdo heterogêneo linear em vários planos, de aspecto reticular de 4 cm em ovário direito. O próximo passo é:

A. Realizar punção sob visão ultrassonográfica para caracterização citológica.
B. Indicar cirurgia para exérese do cisto visando à preservação da fertilidade.
C. Solicitar exame de imagem especializado para avaliar a presença de endometriose profunda.
D. Acompanhar com ultrassonografia trimestral para avaliar aspecto do cisto.

9. **(UNICAMP-2021)** Mulher, 30 anos de idade, nuligesta, com quadro de dismenorreia incapacitante e dispareunia de profundidade há cinco anos. Refere ciclos menstruais regulares sem uso de método contraceptivo. Ressonância magnética de pelve: lesão retrátil em região retrocervical que envolve a camada serosa/muscular do reto alto e a parede posterior do útero/colo, medindo 1,4 x 1,0 cm. Ovários medianizados, com lesões císticas de conteúdo hemorrágico multiloculadas com septos finos de permeio e paredes finas, com grumos depositados no interior das lesões que medem respectivamente 1,6 x 0,9 cm e 1,1 x 0,8 cm; ausência de ascite. A hipótese diagnóstica é:

A. Endometriose profunda.
B. Cisto hemorrágico ovariano.
C. Carcinomatose peritoneal.
D. Doença inflamatória pélvica.

10. **(UFRJ-2021)** Mulher, 35 anos de idade, com ciclos menstruais regulares, dismenorreia com discreta piora nos últimos 2 anos e dispareunia profunda há 6 meses, está tentando engravidar há 1 ano. CA 125 recente = 65 UI/mL. Exame físico: útero em retroversão e pouco móvel com presença de nodulação endurecida em fundo de saco posterior de aproximadamente 2 cm, dolorosa ao toque; região anexial direita aumentada de volume, com massa palpável de 4,0 cm e consistência cística. US transvaginal: ovário direito com presença de imagem homogênea e discretamente hipoecogênica de 3,5 cm, aspecto pontilhado fino em vidro fosco. A provável natureza da imagem ovariana e a possível hipótese diagnóstica, respectivamente, são:
A. Benigna/cisto dermoide.
B. Benigna/endometrioma.
C. Maligna/cistoadenocarcinoma seroso.
D. Maligna/cistoadenocarcinoma mucinoso.

11. **(SUS-SP-2021)** O diagnóstico de dor pélvica crônica é desafiador e apresenta etiologia multifatorial. No exame de toque vaginal de uma mulher de 23 anos de idade, que se queixa de dor pélvica crônica, identificam-se espessamento em região retrocervical, deslocamento do colo uterino com encurtamento unilateral e diminuição da mobilidade uterina. A principal hipótese diagnóstica, nesse caso, é:
A. Endossalpingiose.
B. Distopia genital.
C. Obstrução intestinal crônica intermitente.
D. Endometriose profunda.
E. Espasmos musculares de assoalho pélvico.

12. **(SUS-SP-2021)** Para o diagnóstico de endometriose, é correto afirmar que:
A. Os exames de imagem são muito eficientes para visualizar as lesões pélvicas superficiais de endometriose.

**B.** A ressonância magnética com protocolo especializado não auxilia no estadiamento da endometriose.

**C.** A videolaparoscopia continua a principal técnica de diagnóstico de endometriose.

**D.** O ultrassom pélvico transvaginal com preparo intestinal é ótimo método de detecção da endometriose.

**E.** A suspeita clínica e o exame físico perderam a sua importância no diagnóstico de endometriose.

**13.** (IAMSPE-2021) Uma afecção frequente nas mulheres em idade reprodutiva é a endometriose. Acerca dessa doença, assinale a alternativa correta:

**A.** A forma indiferenciada responde melhor ao tratamento clínico.

**B.** Por conter estrogênio, a pílula combinada não deve ser utilizada.

**C.** Não é causa de infertilidade, mas é encontrada com frequência em mulheres inférteis. Estas, como não engravidaram, desenvolveram endometriose.

**D.** Não há relação entre a sintomatologia da doença e o grau de desenvolvimento da endometriose, ou seja, é possível ter uma doença leve com uma sintomatologia exuberante.

**E.** Não há nenhuma relação entre a endometriose e o desenvolvimento de adenomiose.

**14.** (FMUSP-2021) Paciente, 23 anos de idade, teve diagnóstico de tumoração anexial e foi submetida à laparoscopia. É nuligesta. A imagem da cirurgia é apresentada.

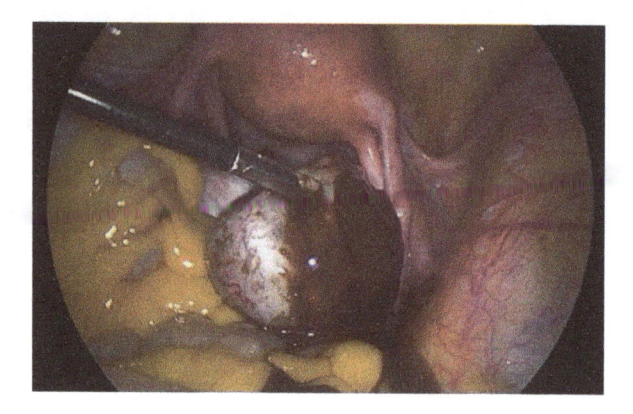

Qual a conduta adequada?

**A.** Ooforectomia.

**B.** Salpingo-ooforectomia.

C. Lavado extenso da cavidade com hemostasia ovariana.

D. Retirada da cápsula com preservação do ovário.

15. **(AMP-2021) Adolescente, 16 anos de idade, queixa-se de fortes cólicas menstruais desde a menarca há 4 anos atrás. Seus ciclos menstruais sempre foram hipomenorreicos. Já fez vários tratamentos com anti-inflamatórios não hormonais e nenhum melhorou a dor. Há 1 ano iniciou atividades sexuais e lhe prescreveram anticoncepcional hormonal oral e também não houve melhora da dor. O exame ginecológico foi normal. Com os dados acima podemos suspeitar que essa paciente apresenta um quadro clínico de:**

A. Tuberculose genital.

B. Dismenorreia primária.

C. Síndrome pré-menstrual.

D. Dismenorreia secundária.

E. Síndrome de Asherman parcial.

16. **(SUS-SP-2020) Em paciente com dor pélvica crônica, cujo diagnóstico clínico é de endometriose, espera-se encontrar, com maior frequência, focos de endometriose:**

A. Nas tubas uterinas.

B. Nos paramétrios laterais.

C. No intestino delgado.

D. Nos ureteres.

E. Nos ligamentos uterossacros.

17. **(PUCRS-2020) Mulher, 35 anos de idade, infértil, apresenta cisto de endometrioma ovariano medindo 5 cm. Qual é a melhor conduta cirúrgica durante a laparoscopia?**

A. Cistectomia do endometrioma.

B. Punção e esvaziamento do cisto.

C. Ooforectomia do ovário comprometido.

D. Drenagem e cauterização da cápsula do endometrioma.

18. **(UNIFESP-2019) Com relação à dismenorreia primária, assinale a afirmativa correta:**

A. Os sintomas não estão relacionados às primeiras ovulações.

B. É rara a associação com quadros depressivos.

C. Está associada à adenomiose.

**D.** Está associada a ciclos ovulatórios.

**E.** Os sintomas começam nas 72 horas que precedem o catamênio.

**19.** (SUS-SP-2019) Paciente de 28 anos de idade, usuária de método contraceptivo injetável, com dor súbita e lancinante em fossa ilíaca esquerda, que começou há 1 hora, procura atendimento médico. Ao exame, está normotensa, afebril e taquicárdica, com sinais de abdome agudo. O toque vaginal evidencia intensa dor à mobilização do colo, palpando-se massa dolorosa de 10 cm na região anexial esquerda. A ultrassonografia mostra formação heterogênea, com calcificações e sombra acústica, com 9 cm, ocupando a região anexial esquerda. Há pequena quantidade de líquido livre na pelve. O diagnóstico mais provável é de:

**A.** Abscesso tubo-ovariano.

**B.** Aborto tubário.

**C.** Torção anexial.

**D.** Cisto hemorrágico do ovário.

**E.** Gravidez tubária rota.

**20.** (SCMSP-2019) Uma paciente de 26 anos de idade procurou o pronto atendimento de ginecologia com queixa de dor súbita de forte intensidade no abdome após relação sexual. Negou febre ou doenças e não tinha antecedentes familiares pertinentes. Apresentava pressão arterial de 120 x 80 mmHg, frequência cardíaca de 100, abdome flácido e descompressão brusca negativa e dolorosa em fossa ilíaca esquerda. O exame ginecológico especular não apresentou alterações e o exame de toque vaginal mostrou útero intrapélvico, com dor importante em região anexial esquerda. Foi solicitada uma ultrassonografia transvaginal, que descreveu útero em anteversoflexão, com volume normal, ovário direito sem alterações e o ovário esquerdo com imagem complexa, heterogênea às custas de imagens ecogênicas na periferia da formação e presença de septos finos em seu interior. O estudo Doppler apresentou anel vascular periférico e ausência de líquido livre em fundo de saco. Outros exames solicitados foram: beta-hCG negativo; hemograma com Hb de 13 g/dL (normal: 12-16 g/dL); e HT de 39% (normal: 35-47%). Nesse caso hipotético:

**A.** A conduta é cirurgia imediata.

**B.** O diagnóstico é de gestação ectópica e a conduta medicamentosa.

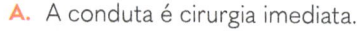

C. Deve-se realizar analgesia e controle hematimétrico, pois a conduta não cirúrgica é a mais provável se a paciente mantiver a estabilidade hemodinâmica.

D. O diagnóstico mais provável é de torção anexial, entretanto, devido à idade da paciente, a conduta expectante é mais apropriada.

E. A presença do anel vascular periférico fala a favor de uma provável neoplasia maligna.

**21.** (PSU-MG-2019) Paciente de 32 anos de idade foi submetida à videolaparoscopia por dor pélvica crônica e infertilidade. Após a cirurgia, o médico informou à paciente que ela era portadora de endometriose peritoneal profunda. Isso quer dizer que:

A. Há acometimento da região retrocervical.

B. Há acometimento de reto e sigmoide.

C. Há acometimento peritoneal, com focos da doença penetrando mais do que 5 mm.

D. A pelve está "congelada".

E. A única solução para o caso é a fertilização *in vitro*.

**22.** (AMRIGS-2019) Em relação ao endometrioma de ovário, é correto afirmar que:

A. A excisão laparoscópica da cápsula do endometrioma, com cuidado na preservação de tecido ovariano, é preferível à fenestração e à cauterização.

B. O endometrioma é sintomático em todas as pacientes com endometriose.

C. O uso de anticoncepcional oral é recomendado para reduzir o volume do endometrioma de ovário.

D. A ooforectomia bilateral laparoscópica é o tratamento de escolha em todos os casos.

**23.** (IAMSPE-2018) Paciente de 32 anos de idade, com dispareunia de profundidade e dor pélvica crônica, foi diagnosticada com retroversão uterina fixa. Dentre as afecções a seguir, aquelas que poderiam levar a uma retroversão fixa são:

A. Mioma subseroso volumoso e prolapso uterino.

B. Endometriose e sequela de doença inflamatória pélvica aguda (DIPA).

C. Adenomiose e hiperplasia endometrial.

D. Teratomas ovarianos e retocolites.

E. Síndrome de Turner e alongamento hipertrófico do colo uterino.

**24.** (FMUSP-2018) Paciente de 30 anos de idade queixa-se de dismenor-  reia há 4 meses. É nuligesta e uso de preservativo para contracep- ção. Exame especular normal; toque vaginal com útero de volume normal, móvel, indolor, presença de tumoração anexial direita, consistência cística, dolorosa à mobilização, região anexial esquerda sem achados significativos. Realizou ultrassonografia transvaginal, cuja imagem de ovário direito está mostrada a seguir. O ovário esquerdo é normal e não há outras alterações na ultrassonografia.

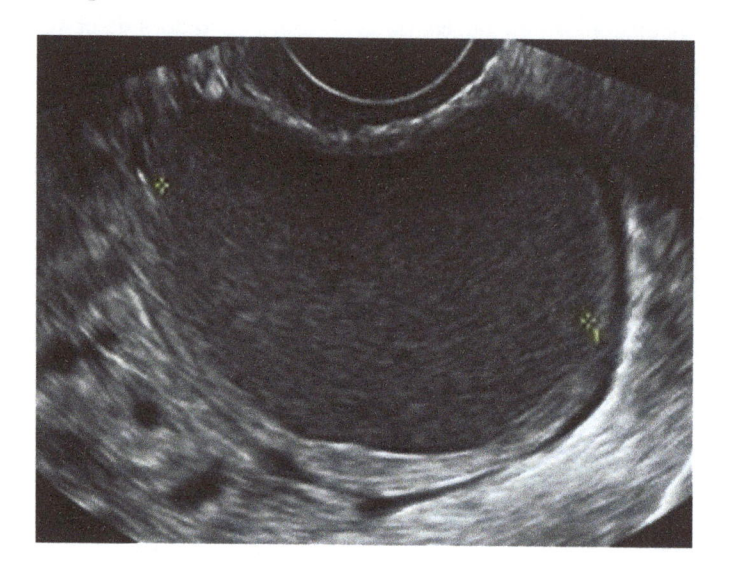

Qual é o tratamento mais adequado para o caso?

**A.** Exérese do ovário que apresenta o cisto.

**B.** Punção esvaziadora por via transvaginal.

**C.** Exérese do cisto com preservação do ovário.

**D.** Análogo do GnRH e controle ultrassonográfico do cisto.

**25.** (AMRIGS-2018) Analise os fatores abaixo:

I. Genético.

II. Hormonal.

III. Imunológico.

IV. Inflamatório.

Quais fazem parte da fisiopatologia da endometriose?

**A.** Apenas I e III.

**B.** Apenas II e IV.

**C.** Apenas I, II e IV.

**D.** Apenas II, III e IV.

**E.** I, II, III e IV.

26. **(UNICAMP-2018)** Mulher, 35 anos de idade, G0P0, vem referindo dor pélvica cíclica há 5 anos, retorna em consulta ginecológica para resultado de exame. Nunca fez uso de método contraceptivo. Ecografia transvaginal e abdominal: cisto ovariano de conteúdo espesso 3 cm e nódulo em região de ureter direito, com hidronefrose leve à direita. A conduta é:

**A.** Prescrever contraceptivo oral combinado contínuo por 3 meses e repetir ecografia.

**B.** Prescrever acetato de medroxiprogesterona intramuscular e repetir ecografia em 3 meses.

**C.** Realizar exérese cirúrgica do cisto e do nódulo.

**D.** Prescrever progestagênio oral contínuo, repetir ecografia em 6 meses.

27. **(UNICAMP-2018)** Mulher, 35 anos de idade, retorna para atendimento médico referindo urgência miccional e aumento da frequência urinária há um ano. Queixa-se de dor pélvica há mais de seis meses, relacionada ao enchimento vesical. Exame sumário de urina: bactérias numerosas; urocultura negativa; hemograma e ultrassonografia transvaginal normais. O diagnóstico é de:

**A.** Endometriose.

**B.** Infecção do trato urinário.

**C.** Síndrome da bexiga dolorosa.

**D.** Incontinência urinária de esforço.

28. **(UFRJ-2017)** Paciente de 13 anos de idade apresenta fluxo menstrual aumentado e dor menstrual cíclica desde a menarca aos 12 anos. Refere que a dor vem associada a náuseas e cefaleia. Exame ginecológico: hímen íntegro. Toque retal normal. A fisiopatologia da dor está associada a:

**A.** Produção de prostaglandina F2 pelo endométrio secretor.

**B.** Diminuição da produção de ácido araquidônico.

**C.** Irritação peritoneal por refluxo menstrual tubário.

**D.** Inibição da enzima cicloxigenase na 2ª fase do ciclo.

**29.** (UFRJ-2017) Mulher, 35 anos de idade, com dor em região pélvica. USG evidencia tumoração cística em ovário direito, com cerca de 8,0 cm de diâmetro. Realizada cirurgia, que revela cisto com cavidade unilocular repleto de líquido espesso com aspecto achocolatado. Microscopia da parede do cisto com macrófagos contendo hemossiderina. O diagnóstico da tumoração é:

**A.** Cistoadenoma mucinoso.

**B.** Teratoma maduro.

**C.** Tumor de Brenner.

**D.** Cisto endometrioide.

**30.** (SUS-SP-2017) Em relação à endometriose, é correto afirmar que:

**A.** O CA-125 é o melhor exame para detecção.

**B.** O acometimento intestinal por endometriose está associado à infertilidade.

**C.** A ressonância magnética de pelve detecta o grau de acometimento da endometriose nos principais órgãos, como ovários, intestino e tubas.

**D.** A ultrassonografia abdominal com preparo intestinal é o melhor método de diagnóstico por imagem.

**E.** Dismenorreia secundária progressiva e infertilidade são seus principais sinais clínicos, podendo muitas vezes ser assintomática.

**31.** (PSU-MG-2017) A dismenorreia progressiva em mulheres adultas, com aparecimento após anos de menstruação sem dor, é sugestiva de endometriose. Com relação ao tratamento da endometriose, assinale a alternativa ERRADA:

**A.** A supressão da função ovariana por seis meses reduz a dor causada pela endometriose.

**B.** O objetivo do tratamento cirúrgico é excisar as lesões endometrióticas visíveis e as aderências.

**C.** O uso de contraceptivos orais não é capaz de evitar o desenvolvimento da endometriose.

**D.** Um dos objetivos do tratamento hormonal é induzir a atrofia dos implantes endometrióticos ectópicos.

**32.** (SURCE-2017) Mulher de 30 anos refere dispareunia de profundidade há 2 anos. Durante a anamnese, relatou dismenorreia progressiva associada à disquesia e diarreia, além de dor pélvica quase

diária de forte intensidade. Para melhor investigação da causa do quadro clínico, é necessário:

A. Solicitar exame ultrassonográfico transvaginal, leucograma e PCR, pois deve tratar-se de quadro de doença inflamatória pélvica aguda.

B. Realizar teste terapêutico, com infusão de lidocaína vaginal para tratamento da dispareunia após avaliação do exame vaginal bidigital do assoalho pélvico.

C. Avaliar, ao exame ginecológico bimanual, a presença de nodulações em fundo de saco posterior e de dor à mobilização uterina, pois sua ausência afasta endometriose.

D. Verificar, ao exame ginecológico bimanual, o achado de útero com pouca mobilidade, dor à sua manipulação, e solicitar ultrassom transvaginal com preparo intestinal.

33. **(IAMSPE-2017)** Paciente de 29 anos de idade, sem filhos, procurou ginecologista com queixa de dismenorreia severa há um ano, com piora gradativa, dispareunia de profundidade e infertilidade. Há 1 ano não faz anticoncepção. Marido tem 33 anos, é saudável, sem queixa clínica, e trouxe à consulta espermograma normal. Na consulta, a paciente estava no 10º dia do ciclo menstrual, e o exame ginecológico foi normal. A hipótese diagnóstica para esse caso é:

A. Adenomiose superficial.

B. Leiomioma do útero.

C. Dismenorreia primária.

D. Endometriose pélvica.

E. Síndrome dos ovários policísticos.

34. **(HIAE-2017)** Mulher de 34 anos de idade veio ao consultório com queixa de dismenorreia intensa e dispareunia de profundidade, há 3 anos. Nuligesta. Ao toque vaginal, evidenciou-se ondulação em fundo de saco posterior de aproximadamente 1,5 cm, endurecida, pouco móvel e dolorosa. Frente aos achados, qual desses exames subsidiários deve ser solicitado?

A. Ultrassom transvaginal simples.

B. Marcador tumoral sérico – CA-125 (*cancer antigen*).

C. Tomografia computadorizada de pelve, com preparo intestinal.

D. Ultrassonografia transvaginal, com preparo intestinal.

E. Colonoscopia, com preparo intestinal.

**35.** (SUS-SP-2016) Mulher, 45 anos de idade, queixa-se de dor importante na pelve que melhora quando esvazia a bexiga. Refere também dor ao urinar, e algumas vezes tem urgência miccional. Esse quadro apareceu há 3 anos e está piorando progressivamente. A frequência urinária diurna é de 16 vezes, a noturna de 5 vezes. Exame físico geral e ginecológico normais, exceto por desconforto à palpação da bexiga. Urina I: leucócitos 8.000/mL, eritrócitos 7.500/mL. Urocultura negativa. Capacidade vesical no primeiro desejo miccional de 50 mL; capacidade vesical máxima de 180 mL. Infusão interrompida por dor. Teste do potássio positivo. Diagnóstico mais provável:

A. Cálculo do trato urinário.
B. Síndrome da bexiga hiperativa.
C. Síndrome da bexiga dolorosa.
D. Incontinência urinária por hipermobilidade do colo vesical.
E. Infecção urinária recorrente.

**36.** (AMRIGS-2014) Jovem, 17 anos de idade, menarca aos 12 anos, refere cólicas menstruais mais intensas no primeiro dia de fluxo, porém não incapacitante. Informa que as cólicas se tornaram mais frequentes nos últimos anos, quando os ciclos menstruais passaram a ser mais regulares. Nega dispareunia e dor pélvica fora do período menstrual. Faz uso de preservativo masculino como método anticoncepcional e apresenta exame ginecológico normal. Com relação ao caso clínico, analise as assertivas abaixo.

I. Trata-se de dismenorreia primária, cuja fisiopatologia inclui secreção aumentada de prostaglandina pelo endométrio secretor.
II. São opções terapêuticas os anticoncepcionais hormonais e os anti-inflamatórios não esteroides.
III. Faz-se necessária a realização de ultrassonografia transvaginal para o correto diagnóstico, inclusive para afastar endometriose.

Quais estão corretas?
A. Apenas I.
B. Apenas II.
C. Apenas III.
D. Apenas I e II.
E. I, II e III.

**37.** **(HCPA-2014)** Em relação à endometriose, considere as assertivas abaixo.

I. É uma doença progressiva que, se não tratada precocemente, acometerá órgãos adjacentes.

II. Deve ser tratada com análogos do hormônio liberador das gonadotrofinas (GnRH) em mulheres que desejam engravidar.

III. Pode associar-se à dor pélvica; a severidade dos sintomas não se relaciona ao estadiamento da doença.

**Quais são corretas?**

**A.** Apenas I.

**B.** Apenas II.

**C.** Apenas III.

**D.** Apenas I e III.

**E.** I, II e III.

**38.** **(SCMSP-2013)** Paciente do sexo feminino, 30 anos de idade, nuligesta, sem métodos contraceptivos há cerca de 3 anos, apresenta queixa de dismenorreia intensa e também dor pélvica cíclica intermenstrual. No exame vaginal foi observado nódulo violáceo em fundo de saco, doloroso à mobilização. O diagnóstico mais provável é:

**A.** Adenomiose.

**B.** Endometriose.

**C.** Miomatose uterina.

**D.** Carcinoma ovariano com infiltração local.

**E.** Carcinoma endometrial com infiltração local.

**39.** **(AMRIGS-2013)** A relação endometriose-infertilidade pode ser explicada por:

I. Distorção na anatomia pélvica, com comprometimento tubário.

II. Reação inflamatória peritoneal.

III. Disfunção da fase lútea.

**Quais estão corretas?**

**A.** Apenas I.

**B.** Apenas II.

**C.** Apenas III.

**D.** Apenas I e II.

**E.** I, II e III.

## PONTOS-CHAVE – DISMENORREIA, DOR PÉLVICA E ENDOMETRIOSE

▶ A dismenorreia é uma dor pélvica cíclica, que acomete a maioria das mulheres que menstruam.

▶ A dismenorreia primária refere-se à dor menstrual sem patologia pélvica. Sua fisiopatologia inclui excesso ou desequilíbrio da quantidade de prostanoides secretados pelo endométrio durante a menstruação. O diagnóstico é de exclusão, devendo-se descartar patologias pélvicas subjacentes, e de confirmação da natureza cíclica da dor. Os AINEs e os anticoncepcionais hormonais são a primeira linha de tratamento.

▶ A dismenorreia secundária é definida como uma menstruação dolorosa, associada a uma doença de base. A causa mais comum é a endometriose, seguida de adenomiose e de uso de DIU não hormonal.

▶ A dor pélvica pode ser aguda ou crônica.

▶ A dor pélvica aguda é intensa e caracteriza-se por início súbito, estando frequentemente associada a sinais vitais instáveis e a anormalidades evidentes no exame físico e na avaliação laboratorial. O diagnóstico diferencial é extenso. Dentre as causas ginecológicas, as mais frequentes são: gravidez ectópica, doença inflamatória pélvica, cisto de corpo lúteo hemorrágico e torção ovariana. Causas não ginecológicas também devem ser lembradas e afastadas, como apendicite, diverticulite, obstrução intestinal, litíase uretral, etc.

- A dor pélvica crônica (DPC) é definida como a ocorrência de dor pélvica, cíclica ou acíclica, que persiste na mesma localização por mais de 6 meses e causa incapacidade funcional, exigindo tratamento. Pode ser ocasionada por múltiplas etiologias de diferentes sistemas, como o reprodutivo (endometriose, adenomiose, aderências pélvicas, miomatose uterina, etc.), gastrointestinal (síndrome do intestino irritável, doença intestinal inflamatória, etc.), geniturinário (síndrome da bexiga dolorosa, síndrome uretral, cistite recorrente, etc.), musculoesquelético (dor miofascial, compressão nervosa, fibromialgia, etc.), entre outros. Fatores psicológicos podem estar presentes na gênese da dor crônica e devem ser avaliados e tratados. As pacientes com DPC normalmente sofrem de ansiedade e de depressão.

- A abordagem multidisciplinar é importante no tratamento da DPC, e a psicoterapia tem papel relevante no manejo dessas pacientes.

- A endometriose, definida como a presença de tecido semelhante ao endométrio fora do útero, é uma doença característica de mulheres em idade fértil.

- A endometriose pode se apresentar como doença superficial (peritoneal), ovariana (endometrioma) e profunda. Está associada à dor pélvica crônica – dismenorreia, dispareunia e dor pélvica acíclica – e à infertilidade. Frequentemente, causa redução da qualidade de vida da mulher.

- Para o diagnóstico de endometriose, é importante a suspeição de endometriose, com uma boa anamnese e exame físico de qualidade, associados a exames de imagem. Dentre as manifestações clínicas, destacam-se infertilidade, dismenorreia progressiva, dispareunia de profundidade e dor pélvica crônica, embora esses sintomas possam estar associados a outras doenças. Pode ser assintomática ou, ainda, apresentar sintomas urinários cíclicos ou gastrointestinais, como distensão abdominal, alteração do hábito intestinal, disquesia e/ou hematoquezia durante a menstruação, etc.

- Os exames de imagem são importantes para corroborar a suspeição diagnóstica de endometriose e o mapeamento das lesões para o planejamento da cirurgia, caso seja esse o tratamento proposto. A ultrassonografia transvaginal mostra-se segura na detecção ou na exclusão da presença de endometrioma, cuja característica ultrassonográfica típica é a ecogenicidade em vidro fosco do líquido do cisto. A ultrassonografia transvaginal com preparo intestinal e a ressonância magnética da pelve têm boas sensibilidade e especificidade para o diagnóstico de endometriose profunda e endometrioma.

▶ Achados negativos nos exames de imagem não excluem endometriose, pois pode se tratar de doença superficial.

▶ A laparoscopia é importante para o diagnóstico da endometriose peritoneal e para o tratamento cirúrgico.

▶ A endometriose deve ser abordada como uma doença crônica, com acompanhamento prolongado de equipe multidisciplinar. O tratamento deve ser individualizado e direcionado para as queixas da paciente, assim como para a localização e a extensão da doença. Os objetivos principais são o alívio da dor, a melhora da qualidade de vida, a obtenção de gravidez e a prevenção de recorrências, quando a paciente é submetida à cirurgia citorredutora.

▶ O tratamento clínico da endometriose na paciente com dor é a primeira linha de tratamento e abrange o uso de AINE e o tratamento hormonal, levando à supressão ovariana, com redução da síntese de estrogênios, e à indução da atrofia dos implantes endometriais ectópicos. Os medicamentos mais utilizados para esse fim são os contraceptivos hormonais combinados (oral, anel vaginal ou transdérmico), os progestágenos (oral, sistema intrauterino ou implante subdérmico) e os agonistas do GnRH, que são igualmente eficazes na redução da dor, mas apresentam diferentes perfis de efeitos adversos e custos.

▶ O objetivo da cirurgia (laparoscopia) na endometriose é a remoção completa de todos os focos de endometriose, restaurando a anatomia e preservando a função reprodutiva.

▶ Já é bem estabelecida a associação entre endometriose e infertilidade.

▶ Há redução nos índices de gravidez, inclusive nas pacientes submetidas à fertilização *in vitro*.

▶ Uma mulher infértil tem 6 a 8 vezes mais chances de ter endometriose.

▶ Os mecanismos que justificam a infertilidade em mulheres com endometriose são:

  ▶ distorção na anatomia pélvica;
  ▶ alteração do microambiente peritoneal em razão da presença de macrófagos ativados, prostaglandinas, interleucinas, fator de necrose tumoral e proteases;
  ▶ presença de anticorpos ou autoanticorpos no endométrio;
  ▶ alterações hormonais;
  ▶ disfunções da fase lútea;
  ▶ alterações ovulatórias.

▶ O tratamento da infertilidade associada à endometriose depende da idade da mulher, da duração da infertilidade, do estágio da endometriose, do comprometimento dos ovários e das tubas uterinas por essa doença, do tratamento prévio, dos sintomas de dor associados, da presença de outros fatores de infertilidade e das prioridades da paciente.

▶ A supressão da função ovariana não é eficiente na melhora da fertilidade subsequente em pacientes com endometriose.

1. **(USP-RP-2022)** Paciente feminina, 27 anos, com queixa de corrimento vaginal há 2 meses e odor desagradável. Ao exame físico especular você coleta exame de Papanicolaou e observa moderada quantidade de corrimento em fundo de saco vaginal de coloração acinzentada, sem alterações em paredes vaginais e colo de útero. Whiff teste positivo; no exame a fresco, observou-se a presença de *clue cells*. Diante desse quadro clínico, qual a melhor conduta, além de orientar prevenção de infecções sexualmente transmissíveis (IST) e discutir sobre métodos contraceptivos?

A. Prescrever metronidazol 500 mg de 12/12 h, uma semana.

B. Prescrever ciprofloxacino 500 mg (dose única), doxiciclina 10 mg, 12/12 h, 7 dias.

C. Prescrever fluconazol 150 mg dose única.

D. Prescrever dexametasona, apresentação creme vaginal.

2. **(PSU-MG-2022)** Mulher, 25 anos de idade, procura atendimento ginecológico devido a um quadro de leucorreia iniciado há três dias. Afirma corrimento aumentado, com odor fétido que piora após relação sexual. Ao exame ginecológico, notou-se corrimento abundante, malcheiroso, branco-amarelado, com poucas bolhas, pH de 6,1 e teste das aminas positivo. Considerando o quadro clínico apresentado, é correto afirmar que:

A. A paciente deverá fazer uso de metronidazol via oral e realizar sorologia para rastreio de HIV, sífilis, hepatites B e C.

B. A terapia com antimicrobianos só deve ser iniciada após cultura ampla de agentes microbiológicos.

C. Caso se verifique a presença de *Trichomonas vaginalis* no exame a fresco, será excluída a possibilidade de vaginose bacteriana.

D. O tratamento de parceiro deve ser realizado somente após bacterioscopia positiva para gonococo e clamídia.

3. **(IAMSPE-2022)** Uma das principais queixas de pacientes que procuram o ginecologista é o corrimento vaginal. Dependendo da

etiologia, ele tem sintomatologia e achados diferentes no exame ginecológico. Em relação às vulvovaginites, assinale a alternativa correta:

**A.** Na vaginose bacteriana, é comum o pH abaixo de 5,0.

**B.** Na tricomoníase, não é necessário o tratamento do parceiro sexual.

**C.** Uso de antibióticos, diabetes e gravidez são fatores de risco para candidíase.

**D.** A etiologia da vaginose bacteriana sempre é a *Gardnerella vaginalis*.

**E.** O HPV é um achado cada dia mais frequente nas mulheres com vaginite citolítica.

**4.** (ENARE-2022) H.O.S., feminino, 23 anos, chega ao serviço de pronto atendimento com queixa de corrimento vaginal. Relata, ao médico residente, ter relações sexuais com parceiro único há 5 meses, não usando preservativo. Nega ISTs prévias. Ao exame físico ginecológico: genitália externa sem alterações. Ao exame com espéculo, vê-se colo uterino com presença de microulcerações, além de corrimento amarelo esverdeado, bolhoso e de odor fétido. Notam-se ainda paredes vaginais íntegras. Assinale a alternativa correta acerca da principal hipótese diagnóstica e possível conduta para esse caso:

**A.** Tricomoníase, iniciar o esquema com metronidazol para a paciente.

**B.** Tricomoníase, iniciar o esquema com metronidazol para a paciente e para seu parceiro sexual.

**C.** Vaginose bacteriana, iniciar o esquema com metronidazol para a paciente.

**D.** Vaginose bacteriana, iniciar o esquema com metronidazol para a paciente e para seu parceiro sexual.

**E.** Candidíase vulvovaginal, iniciar o tratamento da paciente com fluconazol.

**5.** (UFRJ-2021) Mulher, 30 anos de idade, refere corrimento vaginal amarelado com odor fétido. A realização de citologia a fresco evidenciou a presença de um número elevado de células-alvo. A conduta mais adequada é a prescrição de:

**A.** Metronidazol oral por 7 dias.

**B.** Azitromicina oral por 3 dias.

**C.** Fluconazol oral, dose única.

**D.** Ciprofloxacino oral por 7 dias.

**6.** (IAMSPE-2021) Em relação à vaginose bacteriana, assinale a alternativa correta:

**A.** A etiologia é sempre de *Gardnerella vaginalis*.

**B.** É comum a associação com fungos comensais.

**C.** O exame microscópico do conteúdo vaginal demonstra a presença de coilocitose.

**D.** O pH vaginal costuma ser maior que 4,5.

**E.** Como se trata de uma DST, o parceiro sempre deverá ser tratado.

**7.** (SCMSP-2021) Uma paciente de 34 anos de idade queixa-se de leucorreia amarelada de odor fétido. Ao exame físico, apresentou teste das aminas positivo. À microscopia a fresco, foram observadas células epiteliais recobertas por cocobacilos, com o apagamento de suas bordas conferindo aspecto rendilhado. Com base nessa situação hipotética, assinale a alternativa que apresenta, correta e respectivamente, o diagnóstico e o tratamento a ser indicado para a paciente:

**A.** Candidíase; fluconazol 150 mg, via oral, em dose única.

**B.** Vaginose bacteriana; metronidazol 100 mg/g, via vaginal, por cinco dias.

**C.** Tricomoníase; tinidazol 2 g, via oral, em dose única.

**D.** Vaginose bacteriana; bicarbonato de sódio 150 mg, via vaginal, por sete dias.

**E.** Tricomoníase; metronidazol 500 mg, via oral, de doze em doze horas, por sete dias.

**8.** (AMP-2021) Paciente de 27 anos, solteira, há 12 dias percebe corrimento amarelado, em grande quantidade, fétido, acompanhado por ardor e prurido vaginal e ardor miccional. Ao exame especular o conteúdo vaginal era amarelado, líquido, bolhoso e em grande quantidade. Teste de Whiff positivo. Colpite focal. Sobre este caso analise as assertivas abaixo.

I. Há exacerbação das aminas do metabolismo anaeróbio.

II. Ocorre liberação de toxinas do agente etiológico no citoplasma das células estratificadas.

III. O tratamento pode ser feito com tinidazol 2 g via oral, terconazol 40 mg via vaginal por dia e durante 5 dias e tratar o parceiro sexual com tinidazol 2 mg via oral.

IV. Há agressão celular pelo agente etiológico.

V. Ocorre edema e hiperemia difusa das paredes vaginais.

**Estão corretas as alternativas:**

**A.** I e II apenas.

**B.** I e IV apenas.

C. III e V apenas.
D. I, II e V apenas.
E. I, III e IV apenas.

9. **(UNICAMP-2020)** Mulher, 35 anos de idade, queixa de corrimento vaginal abundante há 30 dias. Exame ginecológico: secreção branco-acinzentada em pequena quantidade, pH 4,5, teste das aminas positivo e ausência de hiperemia de paredes vaginais. Bacterioscopia vaginal abaixo.

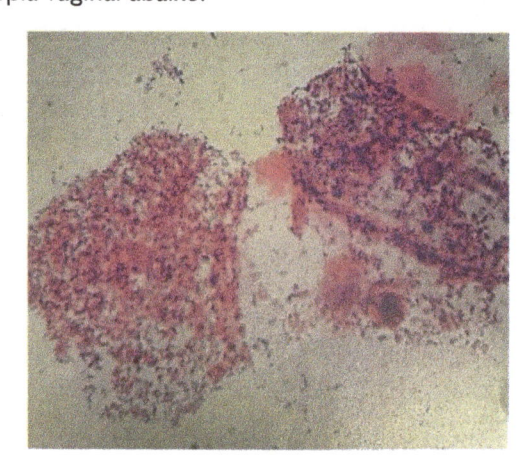

**Os achados histológicos que confirmam o diagnóstico são:**

A. Hifas e leveduras.
B. Excesso de lactobacilos e células-guia (*clue cells*).
C. Células-guia (*clue cells*) e ausência de leucócitos.
D. Excesso de bactérias e de lactobacilos.

10. **(SURCE-2020)** A vaginose bacteriana é relatada, por alguns especialistas, como a causa mais frequente dos sintomas vaginais que resultam em consultas médicas. Entre os sintomas, descarga vaginal sem irritação é característica. Assinale a assertiva correta sobre os critérios diagnósticos utilizados:

A. O pH vaginal caracteristicamente está abaixo de 4,5 e resulta da produção de ácido pelas bactérias.
B. Mulheres diagnosticadas com vaginose bacteriana comumente apresentam evidência microscópica de tricomoníase.
C. Presença de células epiteliais vaginais com bactérias aderidas (borda celular pontilhada mal definida) tem baixa predição para o diagnóstico.

**D.** A adição de preparação salina a uma amostra do conteúdo vaginal, para o exame "a fresco", libera aminas voláteis com odor de peixe, evidente mesmo sem o KOH.

**11.** **(UNICAMP-2019)** Mulher, 32 anos de idade, procura unidade básica de saúde referindo corrimento vaginal com odor fétido. Exame ginecológico: secreção acinzentada homogênea, sem hiperemia de parede vaginal, pH = 7,0; teste de aminas = positivo. O tratamento é:

**A.** Fluconazol oral para o casal.

**B.** Metronidazol vaginal.

**C.** Nistatina vaginal.

**D.** Metronidazol oral para o casal.

**12.** **(PSU-MG-2019)** Adolescente de 17 anos de idade refere início da atividade sexual há cinco meses com parceiro único. Está em uso correto de anticoncepcional oral combinado e de preservativos. Previamente hígida, queixa-se de corrimento amarelado e fétido há duas semanas, mas nega alterações urinárias. Ao exame, identificou-se vulva e colo uterino sem alterações, resíduo vaginal homogêneo, branco-acinzentado com bolhas finas e pH vaginal de 4,8. Assinale o diagnóstico mais provável para o caso:

**A.** Candidíase.

**B.** Herpes.

**C.** Tricomoníase.

**D.** Vaginose.

**13.** **(IAMSPE-2019)** Paciente de 31 anos de idade refere corrimento vaginal amarelado com certo odor e irritação vulvar. Ao exame especular, o conteúdo vaginal é amarelo-esverdeado com bolhas. Foi colhida colpocitologia e realizado o teste de Schiller, quando se notou que a ectocérvice se coloriu de marrom, mas de forma irregular. O diagnóstico mais provável é de:

**A.** Vaginose bacteriana.

**B.** Vaginite citolítica.

**C.** Tricomoníase.

**D.** Cervicite por clamídia.

**E.** HPV.

**14.** (SUS-SP-2018) Quadro clínico mais semelhante com a candidíase de repetição, caracterizado por prurido, dispareunia e corrimento pastoso:

A. Vaginite por tricomoníase.
B. Vaginose bacteriana.
C. Vaginose citolítica.
D. Vaginite atrófica.
E. Vaginite inespecífica.

**15.** (FMUSP-2018) Mulher de 52 anos de idade procura atendimento por corrimento vaginal há 2 meses. O corrimento é de pequena quantidade, líquido, amarelado, associado a mau odor e com prurido eventual. É sexualmente ativa e teve a última menstruação há 1 ano. Não tem antecedentes mórbidos relevantes e não faz uso de medicamentos. A inspeção genital está mostrada abaixo.

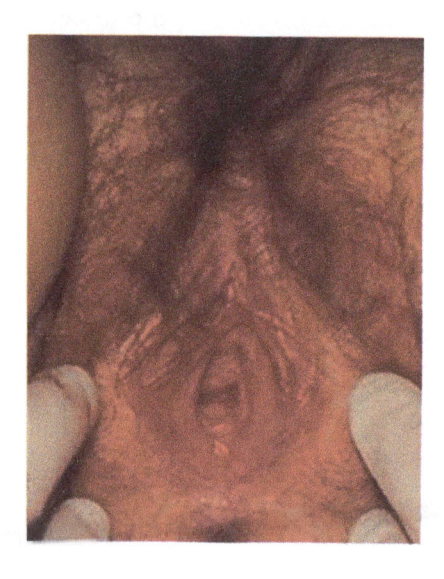

A microscopia de conteúdo vaginal em salina apresenta predominância de células intermediárias, com numerosos leucócitos, debris celulares e ausência de lactobacilos. O pH vaginal é 5,5. Qual é o tratamento mais adequado, por via vaginal, para o caso?

A. Metronidazol.
B. Corticosteroide.
C. Estrogênio.
D. Clotrimazol.

**16.** (UNICAMP-2018) Mulher, 30 anos de idade, procura unidade básica de saúde referindo corrimento vaginal amarelo-esverdeado em grande quantidade com odor fétido, dor durante relação sexual e ardor ao urinar há 14 dias. Exame ginecológico: secreção vaginal em grande quantidade amarelada, pH = 5, teste das aminas = negativos; paredes vaginais e ectocérvice hiperemiados e o colo uterino: aspecto de framboesa, teste do iodo: tigroide. O diagnóstico e tratamento são:

**A.** Candidíase vaginal; fluconazol oral para o casal.

**B.** Vaginose bacteriana; metronidazol vaginal.

**C.** Candidíase vaginal; nistatina vaginal.

**D.** Tricomoníase; metronidazol oral para o casal.

**17.** (UNICAMP-2017) Mulher, 29 anos de idade, comparece ao ambulatório de ginecologia queixando-se de corrimento vaginal associado a prurido intenso há 30 dias. Relata que já apresentou vários episódios semelhantes nos últimos dois anos e é sempre tratada com medicações para candidíase. Exame ginecológico: especular: corrimento esbranquiçado em quantidade moderada, pH vaginal = 3,5, teste das aminas negativo e bacterioscopia: lactobacilos de Doderlein em abundância, ausência de *clue cells*, ausência de hifas e esporos, ausência de microrganismos flagelados móveis, presença de citólise e leucócitos escassos. O diagnóstico e a conduta são:

**A.** Candidíase vulvovaginal; fluconazol 150 mg por via oral dose única.

**B.** Vaginose citolítica; ácido ascórbico 250 mg ao dia, por via vaginal, durante 6 dias.

**C.** Candidíase vulvovaginal; miconazol (creme a 2%) por via vaginal, durante 7 noites.

**D.** Vaginose citolítica; ducha vaginal com bicarbonato de sódio 2x/sem a cada 2 semanas.

**18.** (HCPA-2017) Assinale a alternativa que preenche, correta e respectivamente, as lacunas do parágrafo abaixo.

Paciente de 37 anos de idade, com vida sexual ativa, consultou por secreção vaginal fétida e ocorrência ocasional de prurido. Relatou que o sintoma piorava após as relações sexuais. Negou outras doenças ou uso de medicamentos. A hipótese diagnóstica mais provável é _____, sendo o pH vaginal _____ ácido. O tratamento pode ser tópico ou por via vaginal com _____.

A. Candidíase – mais – miconazol.
B. Candidíase – menos – miconazol.
C. Vaginose bacteriana – menos – metronidazol.
D. Vaginose bacteriana – mais – miconazol.
E. Vaginose bacteriana – mais – metronidazol.

19. **(SUS-SP-2016)** Paciente de 22 anos de idade queixa-se de ardor e prurido vaginal e dor ao coito, acompanhados de corrimento esverdeado, em grande quantidade, fluido, com mau odor. É nuligesta, usuária de contraceptivo oral combinado. Refere disúria importante desde o início do quadro. Pensando no provável diagnóstico, o conteúdo vaginal deve apresentar:
A. pH ácido, infiltrado leucocitário intenso e bactérias Gram-positivas.
B. pH vaginal ao redor de 6, teste das aminas positivo e organismos flagelados em movimento.
C. Hifas e esporos em meio a infiltrado leucocitário, com pH acima de 6.
D. Células-alvo em meio a células vaginais de descamação, teste das aminas negativo e pH inferior a 4.
E. Cocos Gram-positivos aos pares, infiltrado leucocitário discreto, teste do KOH negativo.

20. **(IAMSPE-2015)** Paciente de 23 anos de idade refere corrimento esbranquiçado, com discreto prurido e odor desagradável, principalmente após relações sexuais. Foi realizado exame ginecológico e colhida colpocitologia, que revelou presença de *Mobiluncus mulieris*, poucos lactobacilos e presença acentuada de cocobacilos. O quadro clínico e o achado à citologia sugerem o diagnóstico de:
A. Vaginite inespecífica.
B. Candidose vaginal.
C. Flora vaginal alterada por uso de antibióticos.
D. Cocovaginite.
E. Vaginose bacteriana.

21. **(SMS-SP-2014)** Mulher de 23 anos de idade procura pronto atendimento de ginecologia referindo prurido em região vulvar há 3 dias, acompanhado de corrimento esbranquiçado. Ao exame físico, observam-se grandes lábios com hiperemia moderada e sinais de escoriação e secreção esbranquiçada grumosa em moderada

quantidade aderida às paredes vaginais sem odor. Diante deste quadro e considerando o provável agente etiológico, qual associação está correta?

**A.** *Trichomonas vaginalis* – colo com aspecto de morango.

**B.** *Candida* sp. – presença de hifas no exame a fresco.

**C.** *Gardnerella vaginalis* – pH vaginal diminuído.

**D.** *Gardnerella vaginalis* – teste de Schiller positivo.

**E.** *Candida* sp. – presença de *clue cells*.

## GABARITO

| | | | | |
|---|---|---|---|---|
| 1. A | 6. D | 11. B | 16. D | 21. B |
| 2. A | 7. B | 12. D | 17. D | |
| 3. C | 8. B | 13. C | 18. C | |
| 4. B | 9. C | 14. C | 19. B | |
| 5. A | 10. D | 15. C | 20. E | |

## PONTOS-CHAVE – VULVOVAGINITES

▸ A vaginose bacteriana é a vulvovaginite mais comum. Trata-se de uma infecção polimicrobiana que resulta em alteração da flora bacteriana vaginal normal, com consequente perda de lactobacilos produtores de peróxido de hidrogênio e supercrescimento de bactérias predominantemente anaeróbicas. O tratamento de escolha é o metronidazol via oral ou vaginal. Dentre suas características, destacam-se:

  ▸ secreção vaginal homogênea, acinzentada e de odor fétido, que piora após o coito;

  ▸ presença de *clue cells* (células-alvo) na microscopia;

  ▸ pH vaginal superior a 4,5;

  ▸ odor de peixe podre (liberação das aminas) quando da adição de KOH às secreções vaginais (Whiff *test*).

▸ A candidíase vulvovaginal apresenta-se, normalmente, com prurido vulvar, associado a corrimento vaginal esbranquiçado e aderido às paredes vaginais. Eritema e edema da vulva podem estar presentes. O pH da vagina é habitualmente normal (< 4,5). Filamentos e esporos na secreção vaginal podem ser observados em solução salina e em preparações de KOH. Os tratamentos mais comuns são os que utilizam os fármacos azóis: os imidazóis, para aplicação tópica (butoconazol, clotrimazol, miconazol e tioconazol), e os triazóis, por via oral (fluconazol e itraconazol).

▶ A tricomoníase vaginal é causada pelo *Trichomonas vaginalis*, um parasita flagelado sexualmente transmissível. Essa doença caracteriza-se por corrimento profuso, espumoso, esverdeado e com odor fétido, que poderá ser acompanhado de prurido vulvar. Em pacientes com altas concentrações de microrganismos, observam-se eritema vaginal focal e colpite macular (aspecto de morango ou de framboesa). O pH vaginal geralmente está acima de 5,0. O exame microscópico das secreções revela tricomonas móveis e aumento do número de leucócitos. O metronidazol constitui o fármaco de escolha para o tratamento, devendo-se tratar também o parceiro sexual.

▶ A vaginite atrófica é secundária ao hipoestrogenismo da pós-menopausa. Manifesta-se com corrimento vaginal purulento, associado à dispareunia e a sangramento pós-coito, em consequência da atrofia do epitélio vaginal. No exame microscópico das secreções vaginais, há predomínio das células epiteliais parabasais e aumento do número de leucócitos.

▶ A vaginose citolítica caracteriza-se por proliferação de lactobacilos e manifesta-se com sintomas irritativos em decorrência da maior acidez, que são comumente confundidos com candidíase vaginal. As pacientes referem corrimento vaginal branco, prurido e ardor que piora após urinar, além de dispareunia de penetração. Comumente, os sintomas se iniciam na fase lútea do ciclo menstrual e melhoram após a menstruação. O exame microscópico da secreção vaginal esclarece o diagnóstico ao evidenciar aumento do número de lactobacilos, presença de citólise (núcleos de células epiteliais desnudos), ausência de patógenos, como *Trichomonas* e *Candida*, e escassez ou ausência de leucócitos no esfregaço, o que denota que os sintomas não são inflamatórios, mas, sim, decorrentes do ambiente ácido. O tratamento consiste na alcalinização do ambiente vaginal, o que pode ser feito com duchas vaginais com bicarbonato de sódio em preparações diluídas.

1. **(USP-RP-2022)** Nuligesta, 26 anos de idade, vem ao pronto atendimento queixando-se de corrimento fétido há 10 dias e dor no baixo ventre há sete dias. Nega febre, vômitos ou diarreia. Usa dispositivo intrauterino (DIU) de cobre há um ano. Ao exame, observa-se conteúdo vaginal de coloração esverdeada e odor fétido, dor à palpação profunda de hipogástrio e, ao toque vaginal, apresenta dor à mobilização do colo e palpação de anexos. Qual o manejo mais adequado para essa paciente?

   **A.** Internação hospitalar, clindamicina e gentamicina, manter DIU.

   **B.** Tratamento ambulatorial, azitromicina, ceftriaxona e metronidazol, retirar DIU.

   **C.** Tratamento ambulatorial, doxiciclina, ceftriaxona e metronidazol, manter DIU.

   **D.** Internação hospitalar, penicilina cristalina e ceftriaxona, retirar DIU.

2. **(PSU-MG-2021)** Mulher de 28 anos de idade, G0P0, é atendida na unidade básica de saúde com queixa de dor de intensidade moderada em baixo ventre e sangramento genital discreto, intermitente, alternando com secreção vaginal branco-amarelada, há cerca de uma semana. É usuária de DIU (dispositivo intrauterino) de levonorgestrel, inserido há três anos, sem complicações e não sabe precisar a DUM. Ao exame, apresenta dor à palpação da região anexial direita e à mobilização do colo uterino. A ultrassonografia endovaginal mostrou massa cística de conteúdo denso, de 3,5 cm x 2,3 cm, em topografia de anexo direito, e pequena quantidade de líquido livre em fundo de saco. A dosagem de beta-hCG foi negativa. Em relação ao diagnóstico e ao tratamento desta paciente, assinale a alternativa mais adequada:

   **A.** A paciente preenche critérios para o diagnóstico clínico de DIP e deve ser internada para iniciar antibioticoterapia com ceftriaxona, doxiciclina e metronidazol.

**B.** O DIU aumenta o risco de gravidez ectópica e este diagnóstico não pode ser descartado. Deve-se repetir a dosagem do beta-hCG e reavaliar ambulatorial-mente em 3 dias.

**C.** O DIU deve ser removido antes de iniciar a antibioticoterapia ambulatorial com ceftriaxona, doxiciclina e metronidazol.

**D.** Tendo em vista os achados de cisto anexial e beta-hCG negativo, o diagnóstico mais provável é torção de cisto ovariano, sendo indicada laparoscopia.

**3.** (SCMSP-2021) Uma paciente de 28 anos de idade queixa-se de dor pélvica há uma semana, associada à leucorreia e à febre há dois dias; refere vida sexual ativa, em uso regular de anticoncepcional oral combinado. Ao exame físico, encontrava-se em bom estado geral, normotensa e normocárdica. Abdome inocente. Ao especular, presença de secreção endocervical purulenta e, ao toque vaginal, dor à mobilização do colo. Com base nesse, para estabelecimento do diagnóstico, constitui critério maior, segundo o Ministério da Saúde:

**A.** A evidência histopatológica de endometrite.

**B.** A comprovação laboratorial de cervicite por gonococo, clamídia ou micoplasma.

**C.** A presença de abscesso tubo-ovariano à ultrassonografia.

**D.** O conteúdo vaginal ou a secreção endocervical anormal.

**E.** A dor à mobilização do colo uterino.

**4.** (UNICAMP-2020) Adolescente, 18 anos de idade, G1P1, vem ao pronto socorro referindo corrimento vaginal e dor em baixo ventre há 2 dias. Antecedentes pessoais: método anticoncepcional: DIU de cobre há 1 ano, Data última Menstruação: 7 dias. Exame físico: bom estado geral, PA = 120 x 80 mmHg; FC = 72 bpm; abdome plano, flácido, doloroso à palpação superficial em baixo ventre, sem descompressão brusca dolorosa; exame especular: presença de secreção endocervical em moderada quantidade, com hiperemia leve do colo uterino, cauda do DIU 2 cm. Toque vaginal: útero anteversofletido de tamanho normal, com dor à mobilização do colo e à palpação anexial. A conduta é:

**A.** Retirar DIU e reavaliar em 7 dias.

**B.** Ciprofloxacino 500 mg e azitromicina 1 g, dose única.

**C.** Retirar o DIU e azitromicina 1 g, dose única. .

**D.** Ceftriaxona 500 mg IM dose única, doxiciclina 200 mg/dia e metronidazol 1 g/dia, ambos por 14 dias.

5. **(HIAE-2020)** Mulher de 25 anos de idade vai ao pronto-socorro com dor pélvica intensa que se iniciou há 2 dias. Nega comorbidades. Utiliza, como método contraceptivo, preservativo masculino, embora faça uso irregular. Sua última menstruação ocorreu há 15 dias. Encontra-se em regular estado geral, febril (39°C), normotensa. Ao exame físico, observam-se sinais de irritação peritoneal em toda a região pélvica. Há conteúdo vaginal aumentado, amarelado, de odor desagradável. Ao toque, não foi possível avaliar os órgãos pélvicos por intensa dor ao tentar palpar o útero. A ultrassonografia pélvica mostra útero normal, ovário direito com imagem anecoica de 10 mm e ovário esquerdo normal. Com base nesses dados, suspeita-se de:

A. Endometriose pélvica.
B. Gravidez ectópica íntegra.
C. Doença inflamatória pélvica aguda.
D. Abscesso tubo-ovariano.
E. Apendicite aguda.

6. **(FMUSP-2020)** Paciente de 21 anos de idade, com dor abdominal em hipogástrio e fossas ilíacas há 2 dias, com piora progressiva e febre medida de 38°C. Ao exame ginecológico, apresenta conteúdo vaginal acinzentado e bolhoso; ao toque vaginal, apresenta dor à mobilização do colo uterino e aumento anexial direito de difícil caracterização em decorrência da dor. Inicia tratamento com ceftriaxona intramuscular e doxiciclina oral. Qual é o agente antimicrobiano que deve ser associado?

A. Metronidazol.
B. Amoxicilina.
C. Ciprofloxacino.
D. Eritromicina.

7. **(UNIFESP-2019)** Mulher, 18 anos de idade, queixa-se de corrimento cinza de odor fétido há 7 dias, dor em hipogástrio e febre há 2 dias. É usuária de DIU de cobre há 6 meses. Qual o provável agente etiológico responsável pelo quadro e qual a melhor conduta?

A. *Candida glabrata*, antifúngico, manutenção do DIU.
B. *Chlamydia trachomatis*, antibioticoterapia, manutenção do DIU.
C. *Actinomyces israelii*, antiparasitário, retirada imediata do DIU.
D. *Mycoplasma hominis*, antibioticoterapia, retirada do DIU.
E. Vaginose bacteriana, antiparasitário, retirada do DIU.

8. **(HCPA-2019)** Paciente de 18 anos de idade veio à Emergência queixando-se de dor e sangramento nas relações sexuais. Informou ser usuária de dispositivo intrauterino (DIU) de cobre há 3 anos. Ao exame, a temperatura axilar era de 37,3°C, a frequência cardíaca de 90 bpm e a pressão arterial de 100/70 mmHg. À palpação do abdômen, referiu dor difusa no baixo ventre, sem sinais de irritação peritoneal; ao toque vaginal, dor à mobilização do colo uterino e à palpação de anexos. Diante desse quadro, assinale a assertiva correta:

A. O DIU está contraindicado para adolescentes e é a causa do quadro de doença inflamatória pélvica.

B. O DIU deve ser imediatamente removido, não havendo necessidade de antibioticoterapia.

C. A paciente deve ser internada; a antibioticoterapia, iniciada; e o DIU, retirado.

D. A paciente deverá iniciar antibioticoterapia, não sendo necessário retirar o DIU, e ser reavaliada em 48 horas.

E. Videolaparoscopia diagnóstica está indicada para excluir o abscesso tubo-ovariano, estando indicado o início de antibioticoterapia, sem a retirada do DIU.

9. **(UNICAMP-2017)** Mulher, 22 anos de idade, retorna 4 dias após diagnóstico de doença inflamatória pélvica, em unidade básica de saúde. Fez uso de azitromicina (1 grama). Queixa-se de piora da dor no baixo ventre. Relata mal-estar geral e episódio de febre não aferida. Exame físico: regular, estado geral, FR = 14 irpm, FC = 100 bpm, PA = 110 x 70 mmHg, Temp. = 37,8°C. Abdome: dor à palpação profunda de fossa ilíaca esquerda e descompressão brusca duvidosa. Exame ginecológico: secreção purulenta endocervical, dor à palpação dos anexos e mobilização uterina. A conduta é:

A. Tratamento ambulatorial, prescrever ceftriaxona 500 mg intramuscular dose única e doxiciclina 100 mg via oral de 12/12 horas por 14 dias e solicitar agendamento de ultrassonografia transvaginal.

B. Internação, prescrever cefoxitina 2 gramas intravenoso de 6/6 horas e doxiciclina 100 mg via oral de 12/12 horas por 14 dias e realizar ultrassonografia transvaginal.

C. Tratamento ambulatorial, prescrever ceftriaxona 500 mg intramuscular dose única e metronidazol 500 mg via oral de 12/12 horas por 14 dias, reavaliação na unidade básica de saúde em 3 dias.

**D.** Internação, prescrever azitromicina 1 grama via oral e metronidazol 500 mg intravenoso de 12/12 horas por 7 dias e realizar ultrassonografia transvaginal.

**10. (AMRIGS-2017) Em relação à doença inflamatória pélvica, analise as assertivas abaixo:**

I. Deve-se à ascensão de microrganismos da endocérvice, levando à infecção polimicrobiana do trato genital superior, sendo o gonococo e a clamídia os agentes mais comuns.

II. Na presença de abscesso tubo-ovariano, o tratamento cirúrgico está indicado.

III. O tratamento do parceiro é obrigatório, independentemente da gravidade do quadro que a paciente apresentar.

IV. Dor pélvica crônica, gestação ectópica e infertilidade são complicações tardias associadas a essa patologia.

**Quais estão corretas?**

**A.** Apenas I e II.

**B.** Apenas II e III.

**C.** Apenas I, III e IV.

**D.** Apenas II, III e IV.

**E.** I, II, III e IV.

**11. (HCPA-2014) Nulípara de 33 anos, usuária de dispositivo intraute-rino (DIU) de cobre 380A há 7 anos, veio à emergência por dor no baixo ventre há 1 mês, com piora importante nos últimos dias, náu-seas, vômitos, febre e calafrios. Relatou ter feito uso de analgésicos, obtendo alívio apenas temporário. Informou que há 15 dias não mantinha relações sexuais em razão do grande desconforto e de sangramento irregular após o ato sexual. A última menstruação ocorrera há 10 dias. Ao exame, apresenta temperatura axilar de 38,9°C, pressão arterial de 90/50 mmHg, frequência cardíaca de 110 bpm e frequência respiratória de 20 mrm. A palpação do abdômen revelou dor difusa e mais intensa na pelve e dor à des-compressão na fossa ilíaca direita. O exame especular mostrou muco turvo no orifício cervical externo e fios de DIU. Ao exame pélvico, havia dor à mobilização do colo e aumento de volume dos anexos. Com base nesse quadro, assinale a assertiva correta:**

**A.** O diagnóstico é clínico e o tratamento inclui hospitalização e antibioticoterapia intravenosa, devendo ser instituído o mais breve possível.

**B.** O diagnóstico está estabelecido, sendo obrigatória a retirada do DIU para iniciar antibioticoterapia oral.

**C.** O diagnóstico definitivo somente poderá ser firmado após a realização de videolaparoscopia, mandatória para o início de antibioticoterapia.

**D.** Para o diagnóstico, serão necessários pesquisa de *Chlamydia trachomatis* e exame de Gram e culturas da secreção cervical para *Mycoplasma hominis*, *Ureaplasma* sp. e *Neisseria gonorrhoeae*.

**E.** O tratamento é ambulatorial inicialmente, pois não há critérios para internação, devendo o DIU ser removido se não houver melhora em 24 a 48 horas após o início de antibioticoterapia.

**12. (UNICAMP-2013)** Mulher, 19 anos de idade, G2P2A0, queixa-se de dor em baixo ventre, corrimento malcheiroso e febre não medida há 2 dias. Nega uso de método anticoncepcional e relata mais de 5 parceiros nos últimos 12 meses. Exame especular: descarga vaginal fluida, fétida, branca, com pequenas bolhas; pH vaginal = 5,5. Toque vaginal: dor à mobilização de órgãos pélvicos. A(s) hipótese(s) diagnóstica(s) é(são):

**A.** Infecção do trato urinário e doença inflamatória pélvica.

**B.** Tricomoníase vaginal.

**C.** Vulvovaginite fúngica e infecção do trato urinário.

**D.** Doença inflamatória pélvica e vaginose bacteriana.

---

## GABARITO

| | | | |
|---|---|---|---|
| 1. C | 4. D | 7. B | 10. C |
| 2. A | 5. C | 8. D | 11. A |
| 3. E | 6. A | 9. B | 12. D |

---

## PONTOS-CHAVE – DOENÇA INFLAMATÓRIA PÉLVICA

▶ A doença inflamatória pélvica (DIP) é uma infecção polimicrobiana causada por microrganismos que colonizam a endocérvice e ascendem para o trato genital feminino superior.

▶ A inflamação pode ocorrer em qualquer ponto ao longo de uma extensão que inclui endometrite, salpingite e peritonite.

▶ Em geral, a DIP é diagnosticada clinicamente, com base na presença de dor à mobilização do colo uterino ou dor à palpação do útero e dos anexos.

▶ Na DIP, há uma ampla variação de manifestações clínicas, desde quadros agudos, com pelviperitonite, até quadros oligossintomáticos, com dor leve em baixo ventre ou sangramento uterino anormal.

▶ A antibioticoterapia deve proporcionar uma cobertura empírica de amplo espectro para os agentes mais prováveis, incluindo gonococo, clamídia e agentes anaeróbicos.

▶ Pode deixar sequelas, como aderências pélvicas e infertilidade.

1. **(UNIFESP-2022)** Mulher, 40 anos de idade, nuligesta, iniciou vida sexual recentemente e gostaria de método contraceptivo. Refere enxaqueca sem aura e convulsões há 5 anos e faz uso de topiramato diariamente. Qual dos métodos contraceptivos indicados é considerado categoria 3, para a paciente em questão, segundo a classificação da OMS?

A. Desogestrel via oral.

B. Etonogestrel subcutâneo.

C. Medroxiprogesterona intramuscular.

D. Levonorgestrel intrauterino.

2. **(UNICAMP-2022)** Mulher, 35 anos de idade, vem encaminhada do ambulatório de gastrocirurgia com queixa de irregularidade menstrual: refere ciclos de 3 a 4 dias de duração, com intervalo de 15 a 40 dias entre os ciclos. Antecedente pessoal: duas gestações prévias, com dois partos vaginais e cirurgia bariátrica disabsortiva há 10 meses, com perda de 30 kg. Ultrassonografia transvaginal: sem alterações. A conduta é:

A. Contraceptivo injetável combinado com estradiol e noretisterona.

B. Pílula de progestagênio isolado com desogestrel.

C. Contraceptivo oral combinado com etinilestradiol e levonorgestrel.

D. Pílula de progestagênio isolado com noretisterona.

3. **(SUS-SP-2022)** Uma mulher de 18 anos de idade iniciou as atividades sexuais com seu namorado e buscou um método contraceptivo, tendo preferência por anticoncepcional hormonal oral. Com base nesse caso hipotético, é correto afirmar que a escolha do método deve ser cuidadosa, porque:

A. O anticoncepcional oral combinado aumenta o risco de acidente vascular cerebral em mulheres com enxaqueca com aura.

B. A presença de antecedente de infarto agudo do miocárdio em parente de primeiro grau contraindica o uso do anticoncepcional oral combinado.

**C.** O DIU de levonorgestrel é uma boa opção para o controle de sangramento vaginal inexplicável.

**D.** As pílulas de estrogênio isolado para mulheres com hipertensão, ainda que controlada (abaixo de 160 x 100 mmHg), estão contraindicadas.

**E.** Pílulas combinadas são contraindicadas para mulheres HIV positivas.

**4.** (PSU-MG-2022) Mulher de 22 anos de idade vai à consulta com gine-cologista querendo trocar o método contraceptivo. Relata uso de pílula contraceptiva combinada oral, há seis meses, desde que iniciou a vida sexual com o atual namorado. Porém, queixa-se de náuseas importantes e cefaleia holocraniana desde que iniciou o método. Vinha controlando os sintomas com antieméticos e analgésicos, acreditando que os sintomas cessariam. É portadora de diabetes *mellitus* tipo 1 bem controlado, diagnosticado há três anos. Não apresenta alterações ao exame físico na consulta atual. Considerando o exposto, é correto afirmar que:

**A.** Implantes subdérmicos de etonogestrel constituem a alternativa mais segura e com menor potencial de provocar náuseas e cefaleia nessa paciente.

**B.** Métodos contraceptivos hormonais são contraindicados em pacientes com diabetes *mellitus* tipo 1, devendo ser indicado DIU de cobre, métodos comportamentais ou preservativos.

**C.** Métodos contraceptivos progestagênicos isolados são contraindicados em pacientes com diabetes *mellitus* tipo 1, por estarem mais relacionados a eventos tromboembólicos.

**D.** Observando as características clínicas da paciente, dispositivos intrauterinos de cobre ou de levonorgestrel são considerados critério 2 de elegibilidade e poderiam ser indicados sem restrições.

**5.** (IAMSPE-2022) Um método de anticoncepção classificado como natural ou comportamental é o método do muco cervical ou de Billings. A respeito da fundamentação desse tipo de método, assinale a alternativa correta:

**A.** A progesterona produzida pela ovulação faz com que o muco cervical se torne abundante e facilmente perceptível pela paciente.

**B.** A subida do LH transforma o muco, tornando-o abundante e transparente.

**C.** A produção estrogênica aumentada faz o muco cervical ser abundante, que é máximo no período ovulatório. Depois, por ação da progesterona, ele diminui.

**D.** O teste de Billings é o método da tabelinha associado à temperatura basal.

**E.** O aumento do FSH, do LH, do estrogênio e da progesterona determina, por ação sincrônica, o aumento do muco cervical.

**6.** (HSL-SP-2022) O DIU não hormonal é considerado um método contraceptivo reversível de longa ação que pode estar muito bem indicado para mulheres:

**A.** Nuligestas com síndrome de von Willebrand.

**B.** Multíparas com adenomiose e dismenorreia.

**C.** Multíparas com mioma que tenha mais de 50% de seu volume na região submucosa.

**D.** Multíparas com ciclos de intervalo de 25 dias e duração de 10 dias.

**E.** Nuligestas na faixa etária de 18 a 20 anos.

**7.** (HIAE-2022) Primípara puérpera teve parto vaginal há 1 semana. Gostaria de fazer uso de método contraceptivo. Está em aleitamento materno. O método contraceptivo que deve ser prescrito para ela, dentre as opções abaixo, é:

**A.** Injetável mensal.

**B.** DIU hormonal.

**C.** Implante subcutâneo.

**D.** DIU de cobre.

**8.** (HCPA-2022) Nuligesta de 25 anos consulta em busca de orientação para anticoncepção. Referiu ter diabetes melito tipo 1 desde os 13 anos e fazer uso de insulina lispro em bomba de insulina. Na última avaliação, realizada por solicitação da endocrinologista, a hemoglobina glicada era de 6,5% e a pesquisa de albuminúria, negativa. Exame de fundo de olho revelou retinopatia não proliferativa grave. Ao exame físico, apresentava pressão arterial de 120/80 mmHg, mamas simétricas, sem abaulamentos. À palpação da mama esquerda, foi constatado pequeno nódulo móvel de 2 x 2 cm na junção dos quadrantes inferiores; na mama direita, não havia alterações. O exame pélvico foi normal. Trouxe ultrassonografia mamária com imagem sugestiva de fibroadenoma na mama esquerda, BI-RADS 2. Que método contraceptivo, dentre os abaixo, apresenta risco ou está contraindicado (categoria 3 ou 4 dos critérios de elegibilidade da OMS) para anticoncepção da paciente?

**A.** Anticoncepcional oral combinado.

**B.** Pílula de progestogênio isolado.

**C.** DIU de cobre.

**D.** Implante subdérmico de etonogestrel.

**9.** (UNIFESP-2021) Qual dos métodos contraceptivos pode ser prescrito para adolescente de 17 anos com vida sexual ativa que deseja manter a ovulação, mesmo que de forma inconstante?

**A.** Implante subcutâneo.

**B.** Anel vaginal.

**C.** Injetável mensal.

**D.** DIU hormonal.

**10.** (UNICAMP-2021) Mulher, 34 anos de idade, G1P1C0A0, mastectomizada há 40 dias por carcinoma ductal invasor, com receptores negativos para estrogênios e progestagênios e *status* HER-2 negativo. Nega outras comorbidades. O método contraceptivo indicado é:

**A.** Implante liberador de levonorgestrel.

**B.** Acetato de medroxiprogesterona de depósito.

**C.** Dispositivo intrauterino com cobre.

**D.** Anticoncepcional oral combinado de baixa dosagem.

**11.** (HSL-SP-2021) Mulher, 39 anos de idade, encontra-se em uso de contraceptivo combinado contendo etinilestradiol e levonorgestrel, bem adaptada, há 10 anos, e está preocupada pois sua irmã teve uma trombose de membro inferior esquerdo aos 50 anos após uma internação prolongada. A conduta mais adequada, segundo os Critérios de Elegibilidade para contraceptivos da Organização Mundial da Saúde, dentre as abaixo, é:

**A.** Suspensão imediata do contraceptivo combinado e prescrição de método injetável mensal no início do próximo ciclo menstrual.

**B.** Suspensão imediata do contraceptivo combinado e aguardar os resultados da investigação de trombofilia.

**C.** Suspensão imediata do contraceptivo combinado e inserção de DIU de cobre no início do próximo ciclo menstrual.

**D.** Prescrição de progestagênio isolado cíclico imediato (21 dias com 7 dias de pausa) e orientação de possível sangramento irregular.

**E.** Manutenção do método contraceptivo, pois nem a faixa etária nem o antecedente familiar de tromboembolismo contraindicam o seu uso.

**12. (IAMSPE-2021)** Tem sido muito utilizado o dispositivo intrauterino com levonorgestrel, seja como método de anticoncepção, seja como tratamento da endometriose, da adenomiose e do sangramento uterino anormal. Quanto a esse dispositivo, assinale a alternativa correta:

**A.** Permite a manutenção da ovulação e do sangramento menstrual em pequena quantidade.

**B.** Tem eficácia anticoncepcional semelhante à da laqueadura tubária.

**C.** É contraindicado para adolescentes.

**D.** Aumenta o risco de tromboembolismo.

**E.** Não deve ser inserido em pacientes com úteros volumosos (acima de 200 cc).

**13. (HIAE-2021)** Mulher, 18 anos de idade, apresenta vida sexual e gostaria de um método contraceptivo hormonal para melhora da dismenorreia secundária. Em relação aos métodos contraceptivos hormonais, nesse caso, a melhor opção é:

**A.** Anel vaginal liberador de etinilestradiol e etonogestrel, pois apresenta menor risco tromboembólico do que os progestagênios isolados orais.

**B.** Injetável mensal, pois combina o etinilestradiol com a medroxiprogesterona e pode ser aplicado via intramuscular ou subcutânea.

**C.** Dispositivo intrauterino liberador de levonorgestrel, pois atua no espessamento do muco cervical.

**D.** Implante subcutâneo liberador de etonogestrel, pois age bloqueando a ovulação por pelo menos 5 anos.

**E.** Contraceptivo oral com progestagênio isolado, pois mantém padrão de sangramento regular em 90% das usuárias.

**14. (HCPA-2021)** Paciente de 18 anos de idade veio à consulta para escolha de método contraceptivo. Informou estar namorando há 6 meses um rapaz que reside em outra cidade e que chegará em Porto Alegre em 2 dias, quando ela pretende iniciar sua vida sexual. Negou história de doenças e uso de medicamentos. Fizera a vacina quadrivalente para HPV há 6 anos. Referiu estar no primeiro dia da menstruação e que seus períodos são sempre irregulares e acompanhados de cólica intensa. Manifestou seu desconforto em menstruar, por apresentar muitos sintomas de tensão pré-menstrual (mastalgia, irritação, distensão abdominal, cefaleia). Um tio paterno teve trombose venosa profunda em membro inferior aos 70 anos.

Que alternativa de anticoncepção, dentre as abaixo, seria a mais adequada para essa paciente?

A. Anticoncepcional oral combinado, por corrigir o ciclo menstrual, tornando o padrão previsível.

B. Anticoncepção oral com progestágeno isolado, pois a história familiar de trombose contraindica a anticoncepção hormonal combinada.

C. Implante subdérmico de etonogestrel ou acetato de medroxiprogesterona de depósito via intramuscular, por terem efeito imediato ou em 24 horas, respectivamente, se inserido ou administrado no primeiro dia do ciclo.

D. Sistema intrauterino de levonorgestrel, porque trataria a dismenorreia e diminuiria os sintomas pré-menstruais.

15. (FMUSP-2021) Mulher de 17 anos de idade vem ao ambulatório desejando utilizar método contraceptivo que não dependa de "lembrar de usar". É nuligesta e seus ciclos menstruais são mensais, regulares e com fluxo mais intenso no primeiro dia. Tem cólica menstrual, que melhora após uso de naproxeno. Não tem parceiro sexual definido. Em sua unidade de saúde estão disponíveis, além de preservativos, contraceptivos hormonais orais combinados, implantes subdérmicos de etonogestrel e dispositivos intrauterinos (DIUs) de cobre. Qual é a conduta para esta paciente?

A. Indicar o implante de etonogestrel pela eficácia e efeito sobre o ciclo menstrual.

B. Orientar utilizar contraceptivo hormonal oral combinado por ser mais eficaz que o implante e o DIU disponíveis.

C. Sugerir usar DIU de cobre por ser mais adequado ao padrão menstrual relatado.

D. Solicitar o acompanhamento do responsável para definir a melhor contracepção.

16. (UNICAMP-2020) Mulher, 20 anos de idade, comparece à unidade básica de saúde para esclarecer dúvidas com relação ao uso de anticoncepcional oral combinado (ACO). Refere fazer uso regular de etinilestradiol 0,02 mg e levonorgestrel 0,10 mg há 6 meses, porém se esqueceu de iniciar nova cartela há 3 dias. Refere relação sexual 3 vezes na semana e não deseja engravidar. A conduta é:

A. Retornar uso do ACO habitual, pois ainda não ocorreu a ovulação (primeira fase do ciclo).

B. Prescrever etinilestradiol 0,03 mg e levonorgestrel 0,15 mg por dia, por 21 dias, pois, aumentando a dosagem do ACO, pode-se prevenir a ovulação.

**C.** Prescrever os três comprimidos de ACO esquecidos (dose única) para evitar a ovulação.

**D.** Prescrever levonorgestrel 1,5 mg dose única para inibir possível ovulação.

**17.** (SUS-SP-2020) M.I., 18 anos de idade, em uso de pílula combinada, gostaria de usar um método contraceptivo de longa ação e reversível. Das opções abaixo, a que se aplica ao desejo dela é:

**A.** Anel vaginal.

**B.** DIU de cobre.

**C.** Adesivo transdérmico.

**D.** Injetável trimestral subcutâneo.

**E.** Injetável mensal intramuscular.

**18.** (SURCE-2020) Mulher, 45 anos de idade, hipertensa controlada e convive com epilepsia desde a infância com uso de fenitoína, iniciou um novo relacionamento recentemente e busca atendimento médico para um método contraceptivo. Qual a opção mais adequada?

**A.** Pílula oral com desogestrel isolado.

**B.** Sistema intrauterino liberador de levonorgestrel.

**C.** Anel vaginal com etinilestradiol e etonogestrel.

**D.** Pílula oral combinada com etinilestradiol e levonorgestrel.

**19.** (UNIFESP-2020) Mulher, 18 anos de idade, virgem, refere namoro há 3 meses e iniciará a vida sexual em breve. Tem diagnóstico de enxaqueca com aura e útero septado. Exame físico sem alterações. Qual dos métodos contraceptivos abaixo pode ser indicado nessa consulta?

**A.** Implante subcutâneo com etonogestrel.

**B.** DIU de cobre.

**C.** Preservativo feminino.

**D.** Pílula com etinilestradiol e ciproterona.

**E.** Anel vaginal com etinilestradiol e etonogestrel.

**20.** (HIAE-2020) Segundo os critérios de elegibilidade do uso de contraceptivos da OMS, é correto afirmar que a categoria:

**A.** 1 inclui os métodos que podem ser usados em qualquer circunstância.

**B.** 5 inclui os métodos que não devem ser usados em nenhuma circunstância.

**C.** 3 inclui os métodos que podem ser usados, porém por tempo limitado a menos de 6 meses.

**D.** 2 inclui os métodos que podem ser usados mediante termo de consentimento assinado pelo casal.

**E.** 4 inclui os métodos que devem ser usados em caráter excepcional, somente se não houver outro método disponível.

**21.** (FMUSP-2020) Paciente de 19 anos de idade, sem antecedentes clínicos significativos, nuligesta, inicia contraceptivo hormonal oral combinado com cartela de 24 dias e pausa de 4 dias. Faz uso regular e perfeito do contraceptivo. Após 5 meses de uso, não apresenta sangramento de privação no intervalo de 4 dias após o término da cartela habitual. Qual é a condição mais provavelmente associada a esta amenorreia?

**A.** Atrofia endometrial.

**B.** Gravidez.

**C.** Hiperprolactinemia.

**D.** Bloqueio do eixo hipotálamo-hipófise.

**22.** (AMRIGS-2020) Em relação aos métodos contraceptivos hormonais, relacione a coluna 1 à coluna 2.

Coluna 1

1. Melhora da acne.
2. Redução do intervalo livre de pílula de 7 para 4 dias.
3. Risco de trombose venosa profunda.
4. Risco de infarto agudo do miocárdio e acidente vascular cerebral.
5. Enxaqueca sem aura.

Coluna 2

( ) Redução da atividade ovariana durante os dias de ingestão da pílula.
( ) É explicada pelo aumento da SHBG.
( ) É mais frequente com formulações com maior atividade antiandrogênica.
( ) Não é contraindicação de anticoncepcional hormonal oral combinado.
( ) Aumenta em usuárias de contraceptivo hormonal oral e fumantes.

A ordem correta de preenchimento dos parênteses, de cima para baixo, é:

**A.** 2 – 1 – 3 – 5 – 4.

**B.** 1 – 2 – 4 – 3 – 5.

**C.** 2 – 1 – 5 – 4 – 3.

**D.** 1 – 2 – 5 – 4 – 3.

23. **(HCPA-2020)** Paciente de 37 anos de idade, G3C3, veio à consulta para receber orientação sobre métodos seguros de anticoncepção uma vez que, atualmente, vem utilizando apenas preservativos. Referiu ocorrência de sangramento menstrual aumentado, cólicas fortes e dor de cabeça intensa, unilateral e pulsátil no período menstrual, que alivia parcialmente com anti-inflamatórios não esteroides e, muitas vezes, dormência na mão (homolateral). Hipertensa desde a última gestação há 6 anos, faz uso de captopril. Na última consulta ginecológica, realizada há 1 ano, foram solicitados ultrassonografia transvaginal e hemograma. O exame ultrassonográfico revelou volume uterino de 380 $cm^3$, miométrio heterogêneo, endométrio de 0,3 cm e ovários com folículos e volume de 2 $cm^3$ e 6 $cm^3$. O hemograma, realizado há 3 meses, mostrou hematócrito de 35% e hemoglobina de 9 g/dL. Que opção de anticoncepção, dentre as abaixo, está indicada para o casal?

A. Anticoncepcional oral combinado.

B. Ligadura tubária.

C. Dispositivo intrauterino com TCu380A.

D. Vasectomia.

E. Sistema intrauterino de levonorgestrel.

24. **(HCPA-2020)** Paciente de 40 anos de idade, com vida sexual ativa, veio à consulta para revisão ginecológica anual. Informou estar sedentária no momento e negou tabagismo e doenças crônicas. Faz uso de anticoncepcional combinado oral (ACO) com 0,03 mg de etinilestradiol e 0,15 mg de levonorgestrel, estando bem adaptada. Encontrava-se em tratamento vascular há 3 meses em razão de varizes superficiais e varicosidades. Que recomendação, dentre as abaixo, deveria ser dada à paciente?

A. Suspender o ACO pelo risco de trombose venosa profunda em função da idade.

B. Suspender o ACO pelo risco de trombose venosa profunda em função das varizes e de seu tratamento.

C. Suspender o ACO em razão da idade e do sedentarismo.

D. Manter o ACO, pois varizes superficiais não contraindicam o uso.

E. Substituir o ACO por progestágeno isolado em função da idade.

25. **(UNIFESP-2019)** Mulher, 24 anos de idade, 3 filhos vivos, viúva, procurou o serviço de planejamento familiar para solicitar laqueadura tubária. Refere que teve 3 partos cesáreas, sendo a idade dos filhos

de 7 anos, 3 anos e 1 ano. Não pretende ter novo relacionamento. Qual alternativa apresenta a melhor conduta, segundo a Lei 9.263, referente ao planejamento familiar?

A. A paciente não apresenta condições para solicitar a esterilização definitiva, pois a idade mínima para pleitear a laqueadura tubária é de 25 anos, devendo se indicar outro método contraceptivo reversível.

B. A paciente não apresenta condições para solicitar a esterilização definitiva, pois não tem relacionamento estável; por ser viúva e sem desejo de novo relacionamento, não se devem indicar outros métodos contraceptivos.

C. A paciente apresenta condições para solicitar a esterilização definitiva, porém cabe à equipe de saúde multidisciplinar apresentar todos os métodos contraceptivos reversíveis e indicá-los como alternativa à laqueadura tubária.

D. A paciente apresenta condições para solicitar a esterilização definitiva, porém deve aguardar completar os 25 anos para realizar o procedimento cirúrgico e utilizar outro método reversível até lá.

E. A paciente não apresenta as condições para solicitar a esterilização definitiva e não se deve indicar o dispositivo intrauterino, pois teve 3 cesáreas e há maior risco de perfuração uterina.

26. (UNICAMP-2019) Mulher, 37 anos de idade, G2P2A0C0, retorna à unidade básica de saúde, queixando-se de sangramento vaginal 20 dias após a primeira dose de contraceptivo injetável mensal (contendo estrogênio e progestogênio), aplicado no primeiro dia do ciclo menstrual. A orientação em relação ao sangramento é:

A. Substituir por método contraceptivo de barreira.

B. Trocar o injetável mensal pelo trimestral.

C. Trocar o injetável mensal pelo oral.

D. Administrar nova injeção trinta dias após a primeira.

27. (SUS-SP-2019) Mulher de 36 anos de idade, tabagista de 2 maços ao dia, deseja método contraceptivo. É correto oferecer a ela o uso de:

A. Injetável mensal ou trimestral.

B. Implante subdérmico ou anel vaginal.

C. Pílula de progestagênio isolado ou DIU de cobre.

D. Anel vaginal ou DIU hormonal.

E. Adesivo transdérmico ou DIU de cobre.

**28.** (HIAE-2019) Em relação aos métodos contraceptivos hormonais administrados por via não oral, sabe-se que:

A. O sistema intrauterino liberador de levonorgestrel não deve ser usado antes de 18 anos de idade.

B. A injeção de acetato de medroxiprogesterona a cada três meses pode levar à demora de retorno à fertilidade.

C. O implante de etonogestrel tem eficácia menor que a pílula combinada.

D. No pós-parto imediato, o implante subdérmico de etonogestrel leva à diminuição da lactação.

E. O estrogênio natural das injeções mensais é seguro para pacientes com antecedentes de trombose.

**29.** (FMUSP-2019) Primípara, 24 anos de idade, apresentou parto vaginal a termo há 40 dias. O recém-nascido está em amamentação exclusiva. Retorna para orientação e deseja contracepção. Entre as opções abaixo, qual é a primeira escolha para esta paciente?

A. Implante subdérmico de etonogestrel.

B. Abstinência periódica.

C. Contraceptivo hormonal oral combinado.

D. Coito interrompido.

**30.** (AMRIGS-2019) Os anticoncepcionais hormonais agem _____ a ovulação, _____ a viscosidade do muco cervical e tornando o endométrio _____ à nidação.

Assinale a alternativa que preenche, correta e respectivamente, as lacunas do trecho acima.

A. estimulando – aumentando – receptivo.

B. inibindo – aumentando – impróprio.

C. inibindo – diminuindo – impróprio.

D. estimulando – diminuindo – receptivo.

**31.** (AMRIGS-2019) Existem três indutores primários na formação do trombo, a chamada tríade de Virchow. Considerando esse conhecimento, a trombose venosa profunda associada ao uso de anticoncepcionais combinados orais deve-se à seguinte alteração primária:

A. Lesão endotelial.

B. Estase venosa.

C. Hipercoagulabilidade.

**D.** Alteração do fluxo sanguíneo.

**E.** Lesão epitelial.

**32. (HCPA-2019) Considere as assertivas abaixo sobre anticoncepção.**

I. Implante subdérmico de etonogestrel é um método contraceptivo reversível de longa duração que garante eficácia imediata se inserido nos primeiros 5 dias do ciclo menstrual.

II. Anticoncepcionais orais combinados estão contraindicados para pacientes com familiares de primeiro grau com história de trombose venosa profunda, conforme os critérios de elegibilidade da OMS (2015).

III. Anticoncepcionais orais de progestágeno isolado (desogestrel), empregados durante a amamentação, devem ser substituídos assim que diminuir a frequência das mamadas, pois terão sua eficácia comprometida na ausência da mesma.

**Quais são corretas?**

**A.** Apenas I.

**B.** Apenas II.

**C.** Apenas III.

**D.** Apenas I e II.

**E.** I, II e III.

**33. (UNIFESP-2018) Mulher de 32 anos de idade, nuligesta, faz consultas anuais de ginecologia na UBS, apresenta diagnóstico de endometriose e mioma uterino subseroso. Encontra-se em novo relacionamento, não desejosa de gestação no momento, porém preocupada em usar método contraceptivo seguro que não piore o seu quadro clínico. Qual das alternativas abaixo está correta segundo os critérios de elegibilidade para contraceptivos da Organização Mundial da Saúde?**

**A.** Todos os métodos contraceptivos hormonais combinados e os de progestagênios isolados podem ser indicados para a paciente, independentemente da via de administração e são considerados categoria 1.

**B.** Deve-se optar por métodos de progestagênio isolado, com exceção do sistema intrauterino liberador de levonorgestrel, que é considerado categoria 3.

**C.** Indica-se preferencialmente os métodos contraceptivos combinados de baixa dose injetáveis, que são considerados categoria 2.

**D.** O DIU de prata é o método ideal, pois não contém hormônio e não agravará o quadro clínico da endometriose e do mioma, sendo considerado categoria 1 para endometriose e 2 para mioma.

**E.** A medroxiprogesterona trimestral está contraindicada para essa paciente, sendo considerada categoria 4.

**34.** (UFRJ-2018) Puérpera no 2° mês pós-parto, em aleitamento exclusivo e amenorreia. Para evitar uma nova gravidez, todos os métodos a seguir podem ser recomendados, EXCETO:

**A.** Contracepção intrauterina com DIU de cobre ou com progestágeno.
**B.** Contraceptivos combinados.
**C.** Métodos de barreira.
**D.** Aleitamento exclusivo, desde que em amenorreia até os 6 meses pós-parto.

**35.** (SUS-SP-2018) São métodos contraceptivos denominados LARC que adolescentes nuligestas podem utilizar, segundo os atuais critérios de elegibilidade da Organização Mundial de Saúde:

**A.** Sistema intrauterino liberador de hormônio, implante subcutâneo, injetável mensal.
**B.** Sistema intrauterino liberador de hormônio, implante subcutâneo, dispositivo intrauterino de cobre.
**C.** Injetável mensal, injetável trimestral, implante subcutâneo.
**D.** Adesivo transdérmico, anel vaginal, injetável mensal.
**E.** Pílulas combinadas, pílulas com progestagênio isolado, pílulas combinadas de uso estendido.

**36.** (SUS-SP-2018) Paciente do sexo feminino, 22 anos de idade, nuligesta, refere ciclos eumenorreicos e vida sexual ativa, com diagnóstico de lúpus eritematoso sistêmico com anticorpos antifosfólipides positivo. O melhor método contraceptivo, segundo os atuais critérios de elegibilidade da Organização Mundial da Saúde, é:

**A.** Preservativo.
**B.** Injeção trimestral de medroxiprogesterona.
**C.** Sistema intrauterino liberador de levonorgestrel.
**D.** Pílulas de progestagênio isolado.
**E.** Dispositivo intrauterino de cobre.

**37.** (SCMSP-2018) Uma paciente de 25 anos de idade, com desejo de contracepção, procurou médico para avaliação. Interessou-se pelos métodos contraceptivos de longa duração e, entre eles, pelo dispositivo intrauterino medicado com levonorgestrel. Com base

nessa situação hipotética, assinale a alternativa que apresenta as contraindicações ao método.

A. Malformações uterinas, doença inflamatória pélvica em atividade, câncer de mama e síndrome do anticorpo antifosfolípide.

B. Nuliparidade, doença inflamatória pélvica em atividade e malformação uterina.

C. Adolescência, trombofilias e câncer de mama e de endométrio.

D. Cesariana prévia, adolescência e trombofilias.

E. Alterações da cavidade endometrial, múltiplas cesarianas e nuliparidade.

38. (SCMSP-2018) Uma paciente de 45 anos de idade procurou o serviço de ginecologia endócrina para orientação sobre contracepção. Ela refere que, há seis meses, iniciou, no período noturno, quadro de ondas de calor que não alteram sua qualidade de vida. Além disso, é hipertensa compensada em uso de captopril e nega outras doenças, G2PN20A e antecedentes familiares dignos de nota. Com base nesse caso hipotético, assinale a alternativa que apresenta a melhor conduta a ser realizada:

A. Não há necessidade de contracepção, uma vez que a paciente se encontra na transição menopausal.

B. Devido ao quadro de ondas de calor, a melhor terapia seria o uso de pílula contraceptiva combinada com baixa dosagem de etinilestradiol.

C. O quadro hipertensivo da paciente acarreta o aumento do risco de trombose; sendo assim, o uso de pílulas combinadas com valerato de estradiol ou estradiol seria o ideal.

D. Antes da prescrição de qualquer método contraceptivo, é imperativa a dosagem do FSH.

E. Métodos com apenas progestógenos ou dispositivos intrauterinos seriam as melhores opções.

39. (PSU-MG-2018) Paciente de 25 anos de idade, G2P2, casada, procura o ginecologista com o objetivo de iniciar método contraceptivo seguro. Ela tem história familiar positiva para trombose venosa profunda e queixa-se de ter fluxo menstrual muito intenso. Qual dos seguintes métodos contraceptivos está melhor indicado para esta paciente?

A. Anticoncepcional oral combinado.

B. Coito interrompido.

C. Dispositivo intrauterino liberador de levonorgestrel (Mirena®).

D. DIU T de cobre.

**40.** (HIAE-2018) Paciente de 25 anos de idade, usuária de contraceptivo combinado oral, apresenta quadro de trombose venosa profunda. Após a resolução do evento, deseja método contraceptivo que alivie seus sintomas menstruais intensos. Dentre as opções disponíveis, ela poderá optar por:

- **A.** Implante contendo estradiol e levonorgestrel.
- **B.** Anel vaginal.
- **C.** Adesivo transcutâneo.
- **D.** Pílula contendo estrogênio isolado.
- **E.** DIU hormonal.

**41.** (FMUSP-2018) Mulher de 20 anos de idade deseja interromper o uso de contraceptivo hormonal oral combinado por ter lido, em rede social, que há aumento do risco de trombose com este tipo de contracepção. Qual das alternativas abaixo traz informação adequada sobre essa associação em indivíduos sem antecedentes mórbidos pessoais relevantes?

- **A.** Está presente a partir dos 35 anos de idade.
- **B.** Ocorre apenas em pacientes com mutação do fator V de Leiden.
- **C.** Existe, mas o risco é inferior ao risco de trombose durante a gravidez.
- **D.** O rastreamento para trombofilia hereditária é indicado previamente ao início do contraceptivo.

**42.** (AMRIGS-2018) Em relação à contracepção no puerpério, analise as assertivas abaixo:

I. Durante a lactação, os contraceptivos mais indicados são o DIU de cobre e os métodos hormonais de progestogênio isolado.

II. Os contraceptivos de progestogênio isolado em mulheres que estão amamentando devem ser iniciados, preferencialmente, após seis semanas pós-parto.

III. Na lactação, os anticoncepcionais hormonais combinados são categoria 4 nos critérios de elegibilidade da OMS quando utilizados nas primeiras 6 semanas pós-parto.

**Quais estão corretas?**

- **A.** Apenas I.
- **B.** Apenas II.
- **C.** Apenas I e II.
- **D.** Apenas II e III.
- **E.** I, II e III.

**43.** (UNICAMP-2018) Um colega neurologista entra em contato tele-fônico com você para discutir a manutenção de anticoncepcional oral combinado (ACO) para paciente de 25 anos que vem apresen-tando crises convulsivas tipo ausência e necessita do uso de ácido valproico. O colega reforça que a paciente gostaria de manter o método anticoncepcional atual. A orientação é:

**A.** Suspender ACO e prescrever injetável combinado mensal.

**B.** Manter a anticoncepção atual.

**C.** Suspender ACO e prescrever acetato de medroxiprogesterona de depósito.

**D.** Suspender ACO e prescrever DIU.

**44.** (UNICAMP-2018) Mulher, 20 anos de idade, G1P1, procura a unidade básica de saúde em uso de pílula anticoncepcional e adaptada. Assistiu reportagem na TV sobre risco de trombose associada ao uso de pílula. Antecedente familiar: pai com trombose em mem-bro inferior. A conduta é:

**A.** Suspender a medicação e reavaliar após pesquisa de mutação gênica.

**B.** Substituir por progestágeno, devido ao risco familiar de trombose.

**C.** Substituir por DIU de cobre ou hormonal, devido ao risco aumentado de trombose.

**D.** Manter a medicação em uso e esclarecimento das dúvidas.

**45.** (HCPA-2018) Paciente de 40 anos de idade, com hipertensão arte-rial sistêmica (HAS) e enxaqueca clássica (aura, fotofobia, fonofo-bia, parestesia), consulta para revisão ginecológica. Relatou fazer uso de captopril e hidroclorotiazida (para HAS), sumatriptano (para os episódios de enxaqueca) e anticoncepcional oral combi-nado (AOC) com 35 µg de etinilestradiol e 2 mg de ciproterona há 15 anos. Sem outras queixas, informou ter realizado recentemente revisão com resultados normais para colesterol, triglicerídeos e glicemia. A pressão arterial por ocasião da consulta era de 160/110 mmHg. Qual a conduta mais adequada?

**A.** Manter o esquema de anticoncepção, já que a paciente está bem adaptada e, na troca, haveria aumento do risco de fenômenos tromboembólicos.

**B.** Solicitar eletrocardiografia em repouso e de esforço e ecocardiografia, que, se normais, permitiriam a manutenção do contraceptivo.

**C.** Informar a paciente sobre o maior risco de eventos cardiovasculares (infarto agudo do miocárdio e acidente vascular cerebral) e sobre o fato de estar totalmente contraindicado uso de AOC para pacientes com HAS e enxaqueca com aura.

D. Informar a paciente sobre a necessária redução da dose de etinilestradiol do AOC, já que está em uso de uma pílula de alta dosagem. A troca para uma pílula de 15 μg de etinilestradiol melhoraria a enxaqueca e os níveis de pressão arterial.

E. Recomendar dispositivo intrauterino T de cobre ou ligadura tubária, pois, com esses fatores de risco, não poderia nem mesmo utilizar métodos de progestogênio isolado (via oral, injetável ou implante).

**46. (PUCRS-2018)** Analise as asserções a seguir e a relação proposta entre elas.

I. O rastreio sistemático de mutação conhecida como fator V de Leiden deve ser rotina em pacientes acima de 35 anos que vão iniciar o uso de contraceptivos orais combinados.

**PORQUE**

II. O risco de tromboembolismo venoso é aumentado pelo uso de contraceptivos orais combinados.

**A respeito dessas asserções, assinale a opção correta.**

A. I e II são proposições verdadeiras, e II é uma justificativa correta de I.

B. I e II são proposições verdadeiras, mas II não é uma justificativa correta de I.

C. I é uma proposição verdadeira, e II é uma proposição falsa.

D. I é uma proposição falsa, e II é uma proposição verdadeira.

E. I e II são proposições falsas.

**47. (UNIFESP-2017)** Paciente, 40 anos de idade, IIIG IIIP normais, tabagista, hipertensa e divorciada. Escolheu a esterilização cirúrgica como método contraceptivo. Essa paciente está apta? Qual alternativa informa corretamente sobre a lei de esterilização cirúrgica no Brasil?

A. Sim, idade mínima de 35 anos e 2 filhos.

B. Não, idade mínima de 25 anos e estado civil casada.

C. Sim, idade mínima de 25 anos ou 2 filhos.

D. Não, idade mínima de 35 anos e estado civil casada.

E. Sim, idade mínima de 35 anos e 3 filhos.

**48. (UNICAMP-2017)** Mulher, 18 anos de idade, assintomática, comparece à unidade básica de saúde para aconselhamento anticoncepcional. Iniciou atividade sexual aos 14 anos e já teve 5 parceiros. Nunca engravidou e relata última menstruação há 20 dias. Refere

que já tentou diversas vezes usar a pílula anticoncepcional, mas que "não se dá bem com ela", tem muita náusea quando usa e que sempre esquece um ou dois comprimidos por mês. Manifesta o desejo de utilizar o dispositivo intrauterino de cobre (DIU). Exame físico: sem alterações. Deve-se orientar:

A. Uso de acetato de medroxiprogesterona de depósito trimestral e uso de preservativo para prevenir doenças sexualmente transmissíveis.

B. Uso do DIU, solicitar ultrassom transvaginal para avaliar anatomia uterina e o uso de preservativo até a nova avaliação.

C. Uso de preservativo, esclarecer sobre os riscos de doenças sexualmente transmissíveis e reavaliar após dois meses.

D. Retorno menstruada para inserção do DIU e manter uso de preservativo em todas as relações para prevenir doenças sexualmente transmissíveis.

**49.** (SUS-SP-2017) Progestagênio utilizado em contraceptivos hormonais combinados orais MENOS associado a risco de tromboembolismo:

A. Desogestrel.

B. Drospirenona.

C. Levonorgestrel.

D. Ciproterona.

E. Gestodeno.

**50.** (SCMSP-2017) As pílulas anticoncepcionais deixam de ser indicadas em mulheres fumantes com idade acima dos 35 anos pelo fato de:

A. Aumentarem o risco de fenômenos tromboembólicos.

B. Aumentarem o risco de câncer de endométrio.

C. Deixarem os ciclos irregulares nessa idade.

D. Apresentarem taxa maior de falhas e escapes.

E. Se associarem à maior queixa de cefaleia.

**51.** (SCMSP-2017) Num programa de planejamento familiar, as mulheres recebem informações sobre todos os métodos contraceptivos, inclusive sobre o uso de dispositivos intrauterinos. Em relação a esse método, é correto afirmar:

A. Mulheres portadoras de diabetes podem utilizar o método.

B. Mulheres que apresentem aumento do fluxo menstrual não podem fazer uso de nenhum tipo de DIU.

C. Deve-se informar às usuárias em potencial desse método do aumento de gestação ectópica a ele relacionado.

**D.** No puerpério, esse método está contraindicado, devendo aguardar o retorno das menstruações.

**E.** Só se usa antibiótico na ocasião de sua inserção, se estiver na vigência de processo inflamatório pélvico.

**52.** (HIAE-2017) Qual dos progestágenos abaixo é considerado mais trombogênico em paciente em uso de anticoncepcional combinado?

**A.** Drospirenona.

**B.** Etonogestrel.

**C.** Levonorgestrel.

**D.** Noretisterona.

**E.** Gestodeno.

**53.** (AMRIGS-2017) Considerando as recomendações importantes na prescrição de contraceptivo combinado, analise as assertivas abaixo:

I. O primeiro ciclo de uso deve ser iniciado no 1º dia do ciclo menstrual.

II. Mesmo em formulações de baixa dose, há aumento do risco de tromboembolismo, o qual é maior no primeiro ano de uso.

III. Não há limitação ao seu uso pela associação medicamentosa, e sim pelas morbidades associadas.

Quais estão corretas?

**A.** Apenas I.

**B.** Apenas II.

**C.** Apenas III.

**D.** Apenas I e II.

**E.** I, II e III.

**54.** (SUS-SP-2016) O dispositivo intrauterino de cobre pode ser indicado como primeira opção contraceptiva para mulheres:

**A.** Com discrasias sanguíneas.

**B.** Com leiomiomas submucosos de até 4 cm.

**C.** Multíparas para diminuição de sangramento uterino.

**D.** Jovens nuligestas como anticoncepção.

**E.** Com sangramento uterino estutural.

**55.** (IAMSPE-2016) Paciente de 21 anos de idade tem queixa de dismenorreia desde a menarca. Deseja também fazer anticoncepção por longo período. Assinale a alternativa que NÃO apresenta um método indicado:

A. DIU de cobre.
B. DIU com levonorgestrel.
C. Implante subdérmico de etonogestrel.
D. Anticoncepcional hormonal oral combinado.
E. Anticoncepcional com progestagênio isolado.

**56.** **(AMRIGS-2016) Em relação ao uso do dispositivo intrauterino (DIU), analise as assertivas abaixo:**
I. O DIU pode ser inserido em qualquer época do ciclo menstrual, desde que não haja suspeita de gravidez.
II. Proporciona contracepção segura e prolongada, com eficácia equivalente à da esterilização cirúrgica.
III. Está contraindicado em adolescentes e em mulheres nulíparas.
**Quais estão corretas?**
A. Apenas I.
B. Apenas II.
C. Apenas III.
D. Apenas I e II.
E. I, II e III.

**57.** **(AMRIGS-2016) Analise os fatores abaixo relacionados ao risco trombogênico em uma usuária de anticoncepção hormonal combinada:**
I. Dose estrogênica.
II. Tipo de progestogênio.
III. Idade.
**Quais estão corretos?**
A. Apenas III.
B. Apenas I e II.
C. Apenas I e III.
D. Apenas II e III.
E. I, II e III.

**58.** **(UNICAMP-2015) Mulher, 25 anos de idade, refere último período menstrual há 7 semanas. Refere estar em uso de dispositivo intrauterino (DIU). Teste de beta-hCG urinário = positivo. A paciente refere que deseja continuar a gestação. Exame ginecológico: corda do DIU visível em colo uterino. A conduta é:**
A. Retirar o DIU durante o exame ginecológico.
B. Manter o DIU até vigésima semana.

**C.** Retirar o DIU se sangramento ou se sinais infecciosos.

**D.** Manter o DIU e agendar consultas de pré-natal.

**59.** **(HIAE-2015) De acordo com os critérios de elegibilidade da Organização Mundial de Saúde (OMS), são contraindicações absolutas (nível 4) ao uso de pílula anticoncepcional oral combinada, EXCETO:**

**A.** Câncer de mama atual.

**B.** Idade > 35 anos, com consumo > 15 cigarros/dia.

**C.** Hipertensão arterial, com níveis de pressão sistólica > 160 mmHg ou de pressão diastólica > 100 mmHg.

**D.** Diabetes melito insulino-dependente.

**60.** **(HCPA-2015) Para inserção do DIU TCu380A, é necessário realizar os seguintes procedimentos:**

**1.** Pinçamento do colo com pinça de Pozzi.

**2.** Histerometria.

**3.** Toque bimanual do útero.

**4.** Inserção do DIU e corte do fio.

**5.** Colocação de espéculo e antissepsia com cloro-hexidina tópica ou iodofor aquoso.

**Assinale a alternativa que contempla a ordem correta para a realização dos procedimentos.**

**A.** 2 – 5 – 3 – 1 – 4.

**B.** 3 – 1 – 2 – 4 – 5.

**C.** 3 – 5 – 1 – 2 – 4.

**D.** 5 – 1 – 2 – 4 – 3.

**E.** 5 – 4 – 1 – 2 – 3.

**61.** **(HCPA-2015) Assinale a assertiva correta sobre o sistema intrauterino liberador de levonorgestrel (SIU-LNG):**

**A.** O tempo mínimo de eficácia é de 10 anos, estando recomendada sua troca após esse período.

**B.** Cerca de 30% das usuárias apresentarão cistos ovarianos à ultrassonografia, cuja conduta é expectante, pois a maioria desaparecerá espontaneamente.

**C.** Atua sobre o eixo hipotálamo-hipófise-ovário, com bloqueio da ovulação em mais de 90% das mulheres.

**D.** Após a retirada do SIU-LNG, há lento retorno a ciclos ovulatórios, sendo desaconselhado para mulheres que desejam gestar a curto prazo.

**E.** Amenorreia ocorre em mais de 90% das pacientes, estabelecendo-se já nos primeiros 6 meses de uso.

**62. (HCPA-2015)** Assinale a assertiva correta sobre o uso de anticoncepcionais combinados orais (ACOs):

A. ACOs com levonorgestrel apresentam menor risco de eventos tromboembólicos do que os com gestodeno, desogestrel e drospirenona.

B. ACOs apresentam alteração de sua concentração e consequente redução de eficácia na vigência de uso de antibióticos, como ampicilina, metronidazol, doxiciclina e quinolonas.

C. De acordo com os critérios de elegibilidade da OMS para uso de contraceptivos, uma condição clínica que classifique o uso de ACO como categoria 4 indica que não há restrição a seu uso.

D. ACOs com 30 µg de etinilestradiol são mais eficazes do que com os com 15 µg.

E. Se a paciente esquecer de tomar o comprimido, mesmo com atraso inferior a 12 horas, ocorre redução da eficácia dos ACOs; em situação como essa, a paciente deverá suspender o uso e aguardar o sangramento de privação para iniciar nova cartela.

**63. (SUS-SP-2014)** Mulher nuligesta de 18 anos procura ginecologista, pois não pretende engravidar nos próximos anos para aconselhamento sobre métodos contraceptivos. Há um ano faz uso de contraceptivo hormonal oral (pílula), mas não se adaptou bem a esse método, pois já se esqueceu de tomar as drágeas por diversas vezes. Possui parceiro fixo há um ano. Nega doenças associadas ou uso de medicamentos. Nega dismenorreia ou tensão pré-menstrual. Ciclos menstruais regulares e fluxo normal. Qual deve ser a orientação médica quanto à anticoncepção?

A. Excluindo a possibilidade do contraceptivo hormonal oral, a melhor opção são os métodos de barreira, que também protegem contra doenças sexualmente transmissíveis.

B. O anel vaginal seria uma boa opção, já que a sua eficácia independe da aderência da paciente.

C. Pacientes adolescentes nuligestas têm contraindicação para a utilização de dispositivos intrauterinos, sendo descartada esta opção.

D. Os contraceptivos hormonais injetáveis não são recomendados para mulheres menores que 21 anos devido à maior concentração hormonal.

E. Pode-se indicar um método contraceptivo de longa duração como dispositivos intrauterinos ou implante subdérmico.

**64. (SCMSP-2014)** Em relação à contracepção hormonal combinada, indique a alternativa ERRADA:

A. É contraindicada em mulheres fumantes com mais de 35 anos.

B. Os métodos de administração oral estão contraindicados em pacientes com história de cirurgia bariátrica com procedimentos disabsortivos.

C. A insuficiência venosa (varizes e tromboflebite superficial) é contraindicação para seu uso.

D. Pode ser considerada em pacientes lúpicas com doença inativa, sem comprometimento renal e anticorpos antifosfolípides.

E. Nas portadoras de enxaqueca clássica com cefaleia focal ou sintomas neurológicos é contraindicada.

**65. (AMRIGS-2014) A troca indiscriminada e frequente entre diferentes contraceptivos hormonais combinados deve ser evitada, pois pode aumentar o risco de:**

I. Fenômenos tromboembólicos.

II. Falha contraceptiva.

III. Sangramento uterino anormal.

**Quais estão corretas?**

A. Apenas I.

B. Apenas II.

C. Apenas III.

D. Apenas I e II.

E. I, II e III.

**66. (AMRIGS-2014) Em relação aos métodos contraceptivos hormonais, analise as assertivas abaixo:**

I. Os anticoncepcionais combinados de via transdérmica e vaginal têm as mesmas contraindicações dos anticoncepcionais combinados orais.

II. Enxaqueca com aura é uma contraindicação relativa ao uso de anticoncepcional combinado.

III. Os contraceptivos que contêm apenas progestágenos comumente podem ser indicados às pacientes com contraindicação ao estrogênio.

IV. O uso de anticoncepcional combinado oral diminui o risco de câncer de ovário e de endométrio.

**Quais são corretas?**

A. Apenas I e II.

B. Apenas I e IV.

C. Apenas II e III.

D. Apenas I, III e IV.

E. I, II, III e IV.

**67.** (HCPA-2014) Sobre a anticoncepção com acetato de medroxipro-gesterona injetável, considere as assertivas abaixo:

I. Quando aplicada no primeiro dia do ciclo menstrual, garante anticon-cepção em 24 horas.

II. Se houver atraso de até 14 dias da última dose, nova dose poderá ser aplicada sem necessidade de excluir gestação, pois a eficácia ainda está mantida.

III. O emprego prolongado do fármaco causa perda irreversível de massa óssea, mas está recomendado para pacientes com contraindicação formal ao uso de estrogênio.

**Quais são corretas?**

A. Apenas I.

B. Apenas II.

C. Apenas III.

D. Apenas I e II.

E. I, II e III.

**68.** (HCPA-2014) Associe os métodos contraceptivos aos casos clínicos.

1 – Anticoncepcional oral com progestogênio isolado.

2 – Ligadura tubária.

3 – Anticoncepcional combinado injetável.

4 – Dispositivo intrauterino de cobre 380A.

5 – Anticoncepcional oral combinado com 15 μg de etinilestradiol.

( ) Nulípara de 17 anos, estudante de medicina, tem o mesmo parceiro sexual desde os 16 anos. Com exame ginecológico normal e sem antecedentes mór-bidos, faz uso de anticoncepcional oral combinado, mas, como eventualmente esquece o horário da tomada, solicita outro método contraceptivo. Deseja menstruar sempre, pois quer ter certeza de que não está grávida.

( ) Paciente de 19 anos (G2C2), com filhos de 4 e 2 anos, solicita método con-traceptivo. Em seu histórico, conta fígado gorduroso na segunda gestação. Nem ela nem o parceiro desejam mais filhos.

( ) Paciente de 36 anos (G2C2) solicita método contraceptivo reversível, pois pretende engravidar nos próximos anos. Em seu histórico, consta cefaleia uni-lateral, pulsátil e recorrente, que melhora com repouso e permanência em ambiente escuro e piora no período pré-menstrual.

A sequência numérica correta, de cima para baixo, da coluna, é:

A. 3 – 1 – 4.

B. 4 – 2 – 1.

C. 4 – 3 – 5.

**D.** 5 – 2 – 4.

**E.** 5 – 3 – 1.

**69.** (UNICAMP-2013) Nuligesta, 25 anos de idade, em uso de pílula contraceptiva (30 ug de etinilestradiol e 150 ug de levonorgestrel) há 6 meses, apresenta episódios de cefaleia hemicraniana pulsátil, associada à fotofobia e a náuseas, precedidos por escotomas cintilantes, desde o início do tratamento. Não usava método contraceptivo anteriormente. Não possui outras comorbidades. A conduta é:

**A.** Diminuir a dose de etinilestradiol para 20 ug.

**B.** Suspender o uso de contraceptivos combinados.

**C.** Associar anti-inflamatórios não hormonais nos episódios de dor.

**D.** Trocar o contraceptivo modificando o tipo de progestogênio.

**70.** (PSU-MG-2013) Uma mulher de 36 anos, tabagista (5 cigarros/dia), com história de trombose venosa profunda há 3 anos, atualmente usa preservativo masculino como único método contraceptivo e deseja orientação. G2P1A1, ciclos menstruais regulares com sangramento moderado e dismenorreia leve. Exame ginecológico dentro dos padrões de normalidade. Assinale a alternativa que apresenta orientação correta para essa paciente:

**A.** Indicar laqueadura tubária contraindicando nova gestação.

**B.** Iniciar anticoncepcional oral combinado de baixa dose.

**C.** Manter apenas o uso do preservativo, pois todos os outros métodos são contraindicados.

**D.** Sugerir o uso de progestogênio oral ou do sistema intrauterino liberador de levonorgestrel.

**71.** (PSU-MG-2012) Em relação aos métodos contraceptivos, assinale a opção ERRADA:

**A.** A inserção de DIU T de cobre pode ser feita durante a menstruação, imediatamente após a dequitação ou entre 4 e 6 semanas em puérperas que não reiniciaram atividade sexual.

**B.** Preservativos masculinos de látex oferecem proteção comprovada contra DSTs.

**C.** São considerados benefícios não contraceptivos dos anticoncepcionais orais combinados: menor incidência de câncer de endométrio, menor incidência de câncer ovariano, menor incidência de gravidez ectópica e aumento da densidade óssea.

**D.** Usuárias de progestagênicos injetáveis trimestrais e que desenvolvem amenorreia devem ser orientadas sobre a necessidade de substituição desse método contraceptivo.

## GABARITO

| | | | | |
|---|---|---|---|---|
| 1. A | 16. D | 31. C | 46. D | 61. B |
| 2. A | 17. B | 32. A | 47. C | 62. A |
| 3. A | 18. B | 33. A | 48. D | 63. E |
| 4. A | 19. A | 34. B | 49. C | 64. C |
| 5. C | 20. A | 35. B | 50. A | 65. E |
| 6. E | 21. A | 36. E | 51. A | 66. D |
| 7. C | 22. A | 37. A | 52. A | 67. D |
| 8. A | 23. E | 38. E | 53. D | 68. B |
| 9. D | 24. D | 39. C | 54. D | 69. B |
| 10. C | 25. C | 40. E | 55. A | 70. D |
| 11. E | 26. D | 41. C | 56. D | 71. D |
| 12. B | 27. C | 42. E | 57. E | |
| 13. C | 28. B | 43. B | 58. A | |
| 14. C | 29. A | 44. D | 59. D | |
| 15. A | 30. B | 45. C | 60. C | |

## PONTOS-CHAVE – ANTICONCEPÇÃO

▸ Tanto os dispositivos intrauterinos (DIUs) hormonais como os de cobre proporcionam contracepção segura, com eficácia semelhante à da esterilização tubária.

▸ A inserção do DIU pode ser realizada em qualquer momento do ciclo menstrual, desde que se tenha certeza da ausência de gestação.

▸ O DIU de cobre pode aumentar o fluxo menstrual e a dismenorreia, especialmente nos primeiros meses de uso.

▸ O DIU de levonorgestrel, além de proporcionar excelente eficácia contraceptiva, é uma boa opção para mulheres com sangramento uterino aumentado e na presença de dismenorreia, que pode estar associada ou não a endometriose ou adenomiose. Apresenta um padrão menstrual favorável, com diminuição progressiva no volume de fluxo menstrual e altas taxas de amenorreia.

▶ Com o DIU de levonorgestrel, há pequena absorção sistêmica hormonal, causando efeito mínimo no eixo hipotálamo-hipófise-ovário, com mais de 85% das mulheres ovulando durante o seu uso.

▶ Os contraceptivos hormonais podem ser combinados (contendo estrogênio associado a um progestogênio) ou de progestogênio isolado. Podem ser administrados nas formas oral, de adesivos, implantes, injeção e por DIU.

▶ Os anticoncepcionais combinados orais (ACO) são o método hormonal mais utilizado no mundo para contracepção.

▶ Os ACO são preferencialmente indicados para mulheres sadias, não fumantes, com menos de 35 anos de idade e sem fatores de risco para doença tromboembólica.

▶ Entre os ACO, para a redução dos riscos cardiovasculares, deve-se usar os de baixa dose de etinilestradiol (35, 30, 20 ou 15 µg), pois apresentam eficácia similar. Em relação aos tipos de progestogênio, os compostos com levonorgestrel continuam sendo os ACO de escolha, já que parecem estar associados a um menor risco de trombose.

▶ Com o objetivo de orientar a prescrição de métodos contraceptivos, os critérios de elegibilidade publicados pela OMS categorizam os diferentes métodos de acordo com a relação risco-benefício nas mais diversas situações.

▶ O uso prolongado de ACO diminui o risco de cânceres de endométrio e de ovário e parece aumentar o risco de câncer de mama quando usado por mais de 10 anos, segundo evidências atuais.

▶ Os métodos contraceptivos de progestogênio isolado são uma boa opção para as pacientes com contraindicação vascular ao estrogênio.

▶ Os contraceptivos reversíveis de longa ação (LARC) são representados pelos vários tipos de DIU e pelo implante subdérmico. São métodos altamente eficazes, porque não dependem da usuária, o que diminui o risco de falhas associadas à sua utilização, sendo uma boa opção para pacientes com baixa adesão a métodos anticoncepcionais, como adolescentes e usuárias de álcool e drogas.

# 7 GESTAÇÃO ECTÓPICA E DIAGNÓSTICOS DIFERENCIAIS

1. (FMUSP-2022) Mulher, 28 anos de idade, chega ao pronto-socorro com queixa de dor de forte intensidade em hipogástrio acompanhada de sangramento vaginal de pequena quantidade. Na anamnese, relata um abortamento espontâneo há 18 meses. Refere data da última menstruação em 08/10/2021. Refere ser diabética tipo I há 15 anos. Ao exame clínico: descorada ++/4; PA 90 x 51 mmHg; FC 110 bpm; FR 23 rpm. Dor à palpação profunda, com sinal de descompressão brusca presente em fossa ilíaca direita. No toque vaginal o colo do útero é posterior, levemente amolecido, impérvio e com dor à mobilização. Foram recebidos os seguintes resultados de exames: Hb 9,1 g/dL; Ht 28,2%; leucócitos 12.83 mil/mm³; plaquetas 175 mil/mm³; e beta-hCG 1820 mUI/mL. A imagem do ultrassom é apresentada.

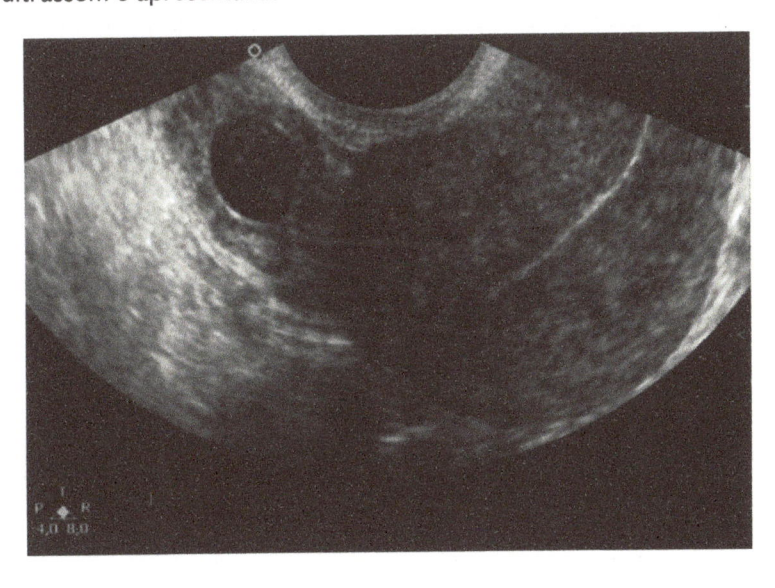

Com base no quadro clínico e ultrassonográfico, qual é o diagnóstico?

**A.** Abortamento tubário.

**B.** Gravidez de sítio desconhecido.

**C.** Gravidez ectópica.

**D.** Gravidez incipiente.

2. **(SCMSP-2022)** Uma mulher, com atraso menstrual de oito semanas, deu entrada no pronto-socorro com dor abdominal de forte intensidade há duas horas. Ao exame, dor à palpação profunda em fossa ilíaca direita, com descompressão brusca positiva. Sua frequência cardíaca era de 132 bpm e sua pressão arterial era de 80 x 40 mmHg, com pulso filiforme. O beta-hCG na urina era positivo. O ultrassom endovaginal mostrou cavidade uterina com eco endometrial de 14 mm, massa anexial heterogênea de 5,4 cm e grande quantidade de líquido livre na cavidade abdominal. Com base nesse caso hipotético, assinale a alternativa que apresenta a conduta adequada:

**A.** Curetagem uterina.

**B.** Laparoscopia.

**C.** Laparotomia exploradora.

**D.** Tratamento clínico com metotrexato intramuscular.

**E.** Tratamento clínico com metotrexato diretamente na massa anexial.

3. **(AMP-2022)** A gravidez ectópica encontra-se associada a diversos fatores de risco. Assinale a alternativa correta relacionada com o aumento crescente desta patologia.

I. Adenomiose.

II. Procedimentos relacionados à reprodução assistida.

III. Anticoncepção de emergência com levonorgestrel.

**A.** As afirmativas I e II são verdadeiras. A afirmativa III é falsa.

**B.** As afirmativas I e III são verdadeiras. A afirmativa II é falsa.

**C.** As afirmativas II e III são verdadeiras. A afirmativa I é falsa.

**D.** As afirmativas I, II e III são verdadeiras.

**E.** As afirmativas I, II e III são falsas.

4. **(SUS-SP-2020)** Para tratamento conservador da gravidez ectópica íntegra, é correto afirmar que:

**A.** A embolização de artérias uterinas é indicada nos casos de massa anexial em expansão.

**B.** O cloreto de potássio pode ser injetado em massa anexial menor que 3 cm.

**C.** O misoprostol pode ser empregado por via vaginal nos casos em que a massa anexial é inferior a 3 cm e não há batimentos cardíacos fetais.

**D.** O metotrexato pode ser usado por via intramuscular se a massa tubária for menor que 3,5 cm e o beta-hCG menor que 5.000 mUI/mL.

**E.** A exérese do segmento tubário afetado por meio de videolaparoscopia preserva mais adequadamente o futuro reprodutivo.

**5.** (AMRIGS-2020) Paciente de 19 anos de idade, com atraso menstrual de 30 dias, chega ao plantão de emergência com queixa de dor no baixo ventre, de moderada a forte intensidade, há cerca de 5 dias, associada a pequeno sangramento vaginal. Avaliada e submetida a exames subsidiários, apresentou beta-hCG elevado (5.250,00 mUI/mL); hemograma sem alterações; ecografia transvaginal com identificação de massa heterogênea em topografia de anexo esquerdo com 3,0 cm em seu maior diâmetro e pequena quantidade de líquido livre com debris em fundo de saco posterior. Qual a conduta mais adequada a ser seguida após a internação?

**A.** Tratamento cirúrgico imediato.

**B.** Observação do quadro, com repetição dos exames em 48 horas.

**C.** Administração de metotrexato IM na dose de 50 mg/m$^2$.

**D.** Administração de metotrexato IM na dose de 75 mg/m$^2$.

**6.** (UNICAMP-2019) Mulher, 23 anos de idade, relata atraso menstrual de 10 dias e traz beta-hCG cujo valor foi de 750 mUI/mL e ultrassonografia transvaginal: linha endometrial medindo 20 mm, identificado no ovário esquerdo, cisto de conteúdo anecoico, permeado por debris, medindo 3,5 cm, apresentando vascularização periférica ao Doppler colorido; presença de conteúdo líquido laminar no fundo de saco posterior. O diagnóstico e a conduta são:

**A.** Aborto retido; curetagem uterina.

**B.** Gestação inicial; ultrassonografia em 15 dias.

**C.** Gestação ectópica; laparoscopia.

**D.** Gestação anembrionada; curetagem uterina.

**7.** (UNICAMP-2019) Mulher, 20 anos de idade, G1P0A0C0, idade gestacional de 8 semanas e 3 dias, comparece ao pronto atendimento com queixa de sangramento vaginal em pequena quantidade e dor em fossa ilíaca esquerda há 1 dia. Traz beta-hCG sérico coletado

há dois dias de 1.800 mUI/mL. Exame físico: Abdome: pouco doloroso à palpação com descompressão brusca dolorosa negativa; Toque vaginal: útero discretamente aumentado de volume e anexo esquerdo palpável e doloroso. Ultrassonografia transvaginal: saco gestacional de 3 cm em anexo à esquerda, sem visualização de batimentos cardiofetais, sem líquido livre na cavidade. Beta-hCG sérico colhido hoje é de 4.000 mUI/mL. A conduta é:

**A.** Expectante, com retorno em 24 horas para ultrassonografia.

**B.** Expectante, com retorno em 72 horas para beta-hCG.

**C.** Prescrever metotrexato e colher beta-hCG em 72 horas.

**D.** Cirúrgica com salpingectomia à esquerda.

**8.** (PSU-MG-2019) O diagnóstico de gravidez tornou-se mais precoce e eficiente com a evolução dos métodos laboratoriais. No entanto, os sinais e sintomas clínicos mantêm importância na suspeição da gestação e no diagnóstico diferencial entre gravidez ectópica, tópica e quadros de dor pélvica aguda não associados à gravidez. Sobre o diagnóstico de gravidez ectópica, assinale a afirmativa correta:

**A.** A dosagem qualitativa de beta-hCG no sangue da mulher é essencial para a diferenciação entre gravidez tópica e ectópica.

**B.** A identificação do pulso vaginal ao toque é secundária ao aumento da vascularização uterina, sendo sugestiva de gravidez tópica.

**C.** A tríade clássica, presente na grande maioria dos casos de gravidez ectópica, é composta pelo atraso menstrual, dor abdominal e corrimento.

**D.** A ultrassonografia transvaginal, aliada aos valores séricos de beta-hCG, tem sido considerada o padrão de referência para reconhecer precocemente a gravidez ectópica.

**9.** (FMUSP-2019) Mulher, 19 anos de idade, queixa-se de sangramento genital intenso há um dia, acompanhado por cólica leve em hipogástrio. Apresenta atraso menstrual de 10 dias e realizou beta-hCG há 4 dias, com valor de 1.250 UI/L. Ao exame clínico apresenta pouca dor na palpação do abdome, sangramento coletado em pequena quantidade ao exame especular e colo grosso posterior e impérvio ao toque, com útero levemente aumentado e anexos pouco dolorosos. O ultrassom transvaginal revela pequena quantidade de líquido livre na cavidade abdominal, útero em posição anteversofletida, eco endometrial hiperecogênico de 13,5 mm e imagem paraovariana de 15 x 13 mm, demonstrada a seguir.

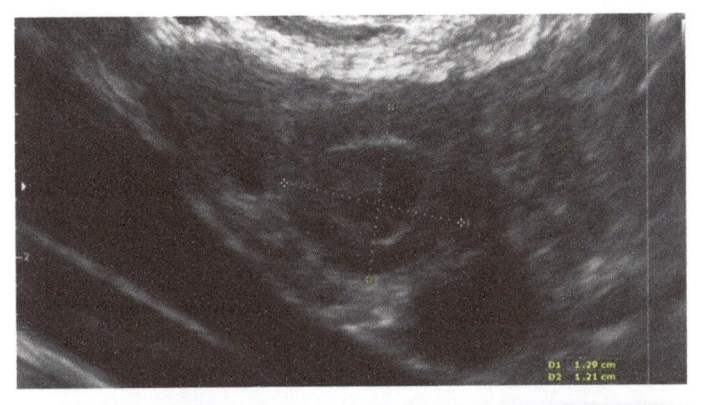

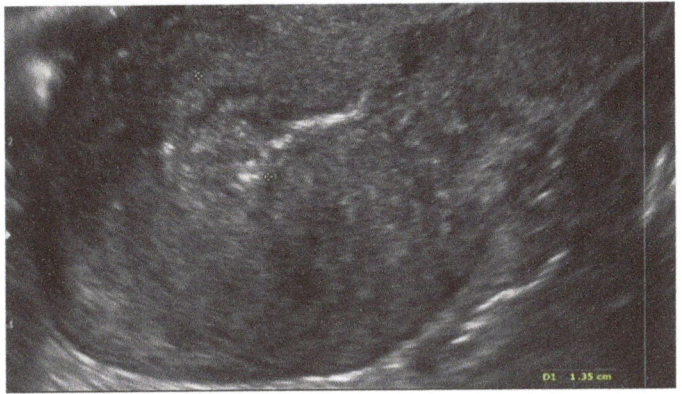

**Qual é a conduta para essa paciente?**

A. Novo beta-hCG em 15 dias para confirmar abortamento completo.

B. Curva de beta-hCG por suspeita de gestação ectópica.

C. Aspiração uterina por abortamento incompleto.

D. Novo beta-hCG em uma semana, por ser gestação incipiente.

10. **(PSU-MG-2018)** Paciente com 18 anos de idade relata atraso menstrual de sete semanas e queixa-se de dor hipogástrica com sangramento vaginal discreto, estando hemodinamicamente estável. A dosagem de beta-hCG foi de 700 mUI/mL e o ultrassom pélvico endovaginal não detectou a presença de saco gestacional intrauterino nem de massas anexiais. Assinale a alternativa que contém a próxima etapa indicada na conduta dessa paciente:

A. Iniciar tratamento com metotrexato.

B. Realizar videolaparoscopia de urgência.

C. Repetir dosagem de beta-hCG em 48 horas.

D. Repetir ultrassonografia em 24 horas.

11. (IAMSPE-2018) Paciente de 29 anos procura o serviço de obstetrícia com queixa de sangramento vaginal discreto e dor em baixo-ventre, de leve intensidade, há 15 dias. Trouxe USG realizada há uma semana, que não identificou saco gestacional intrauterino e beta-hCG = 2.300 mUI/mL. Repetidos os exames, a ultrassonografia apresentou, agora, saco gestacional intrauterino, embrião em seu interior com CCN = 3 mm e a presença de tumor em anexo direito sem fluxo ao Doppler. Os níveis de beta-hCG apresentaram elevação significativa. Considerando todos os dados clínicos citados, a melhor hipótese diagnóstica é:

A. Gravidez ectópica.
B. Gestação incipiente com teratoma em ovário direito.
C. Gravidez heterotópica.
D. Ameaça de abortamento.
E. Ameaça de abortamento e teratoma de ovário direito.

12. (AMRIGS-2018) Primigesta, 30 anos de idade, com data da última menstruação há 5 semanas, traz beta-hCG sérico realizado há 5 dias com resultado de 2.560 mUI/mL. Hoje, apresentou sangramento vivo de pequena quantidade e dor pélvica tipo cólica. Foi solicitado novo beta-hCG sérico, cujo resultado foi 1.500 mUI/mL. Analise as hipóteses diagnósticas para o caso em questão:

I. Gravidez viável.
II. Abortamento.
III. Gravidez ectópica.

Quais estão corretas?
A. Apenas I.
B. Apenas II.
C. Apenas III.
D. Apenas II e III.
E. I, II e III.

13. (UNICAMP-2018) Mulher, 29 anos de idade, comparece ao pronto atendimento queixando-se de sangramento vaginal em pequena quantidade há três dias. Não se recorda com exatidão da data da última menstruação, porém acredita que está atrasada. Exame físico: bom estado geral, corada; FR = 16 irpm; FC = 84 bpm; PA = 110 x 80 mmHg; abdome plano, flácido, indolor à palpação; descompressão brusca negativa. Exame especular: colo uterino sem

lesões macroscópicas, sangramento em "borra de café" em pequena quantidade coletado em fundo de saco vaginal, ausência de sangramento ativo; toque vaginal: útero de volume aparentemente normal, colo uterino impérvio, anexos indolores à mobilização e de volume normal. Teste de beta-hCG urinário positivo. Ultrassonografia transvaginal realizada no mesmo dia: útero de volume normal, cavidade endometrial sem alterações com linha endometrial de 10 mm, ovários e anexos sem alterações ecográficas. O diagnóstico e a conduta são:

**A.** Aborto completo; alta do pronto atendimento e retorno em 15 dias na UBS.

**B.** Gestação ectópica; internação para laparoscopia diagnóstica.

**C.** Aborto completo; retorno para reavaliação ultrassonográfica em 7 dias.

**D.** Gestação de localização indeterminada; solicitar dosagem de beta-hCG sérico quantitativo.

14. **(UNICAMP-2017)** Mulher, 32 anos de idade, G1P0C0A0, chega ao pronto-socorro queixando-se de sangramento vaginal intermitente em pequena quantidade há 10 dias. Não se recorda com exatidão da data da última menstruação, porém acha que está com 2 meses de gravidez. Nega outras queixas. Exame físico: bom estado geral, corada, hidratada, FR = 14 irpm, FC = 82 bpm, PA = 110 x 70 mmHg, Temp. = 36,8°C, abdome flácido e descompressão brusca negativa. Exame ginecológico: especular pequena quantidade de sangramento coletado em fundo de saco posterior; toque vaginal: útero de volume aparentemente normal, colo impérvio e tumoração dolorosa à palpação em anexo esquerdo. Hb = 13,0 g/dL; Ht = 38%. Ultrassonografia transvaginal: massa em topografia de anexo esquerdo com diâmetro de 5,2 cm contendo um embrião com atividade cardíaca embrionária presente; ausência de líquido livre em cavidade pélvica. Considerando que a paciente manifesta desejo de tentar nova gestação, a conduta é:

**A.** Tratamento clínico com metotrexato intramuscular. Dosar beta-hCG sérico quantitativo no 4° e 7° dias após o tratamento.

**B.** Orientação de repouso e abstinência sexual. Repetir ultrassonografia transvaginal e beta-hCG sérico quantitativo em 3 dias.

**C.** Internação para tratamento cirúrgico da gravidez ectópica.

**D.** Tratamento clínico com metotrexato intramuscular. Dosar beta-hCG sérico quantitativo no 1° e no 3° dia após o tratamento.

**15.** (UNICAMP-2017) Entre as condutas nas gestações ectópicas, NÃO é correto:

A. Indicar laparoscopia ou laparotomia na gestação ectópica rota hemo-dinamicamente estável.

B. Aplicar injeção intracardíaca no embrião quando o saco gestacional se encontra no colo ou na cicatriz de cesárea, seguido de metotrexato no interior do saco gestacional.

C. Ter conduta expectante até a 36ª semana da gestação ovariana ou abdominal com feto vivo.

D. Dar metotrexato sistêmico na gestação heterotópica.

E. Dar metotrexato sistêmico se o diâmetro da massa anexial for menor ou igual a 3,5 cm com condições hemodinamicamente estáveis.

**16.** (PSU-MG-2017) Paciente de 32 anos de idade, G2P2A0, união está-vel, usuária de DIU há três anos, desde o último parto, é atendida na maternidade apresentando sangramento vaginal moderado, dor pélvica intensa, sinais de irritação peritoneal, pressão arterial de 80 x 40 mmHg. Segundo seu parceiro, a paciente estava se quei-xando de dor abdominal há cerca de 36 horas. Assinale a alterna-tiva que contém a principal hipótese diagnóstica para esse quadro clínico:

A. Abortamento.

B. Doença inflamatória pélvica.

C. Gravidez ectópica rota.

D. Perfuração uterina pelo DIU.

**17.** (AMP-2017) Em virtude de sua crescente incidência e significativos índices de morbidade e mortalidade, a gravidez ectópica é consi-derada, especialmente em países desenvolvidos, uma verdadeira questão de saúde pública. Das alternativas a seguir, assinale a que se encontra INCORRETA.

A. A maior incidência de gravidez ectópica nos dias atuais pode ser explicada, prin-cipalmente, por dois motivos: aumento da prevalência dos fatores de risco e melhora dos métodos diagnósticos, em especial a ultrassonografia transvaginal e a dosagem sérica da fração beta da gonadotrofina coriônica humana (beta--hCG), que identificam casos de gravidez ectópica em regressão espontânea, anteriormente não diagnosticados.

B. A gravidez ectópica se encontra associada a fatores de risco, que causam lesão tubária ou alteração no transporte ovular. Alguns dos fatores de risco aventados como responsáveis pelo crescente número de casos de gravidez ectópica são: cirurgia tubária prévia, uso de dispositivo intrauterino (DIU) e doença inflamatória pélvica, entre outros.

**C.** Em virtude do acúmulo de sangue e coágulos na pelve, o exame do fundo de saco posterior pode ser extremamente doloroso (sinal de Proust) e, por isso, é também denominado "grito de Douglas".

**D.** Dor abdominal, sangramento vaginal e atraso ou irregularidade menstrual são considerados a tríade clássica de sinais e sintomas que compõem o quadro clínico da gravidez ectópica.

**E.** Ao exame do abdome, frequentemente se observa equimose periumbilical (sinal de Cullen).

**18.** (FMUSP-2018) Primigesta, 23 anos de idade, realizou fertilização assistida. Encontra-se na quinta semana de gestação, diagnosticada por beta-hCG sérico de 2.350 mUI/mL há 2 dias. Vem ao pronto atendimento com queixa de sangramento vaginal com característica de borra de café. O exame clínico apresentou como achados relevantes abdome indolor e pequena quantidade de sangue coletado em fórnice posterior da vagina. Foi solicitada avaliação ultrassonográfica, que demonstrou útero em anteversoflexão com eco endometrial espessado medindo 16 mm e imagem paraovariana esquerda medindo 28 x 20 x 22 mm (imagens abaixo). O nível sérico de beta-hCG foi de 1.650 mUI/mL.

Ultrassom região anexial esquerda:

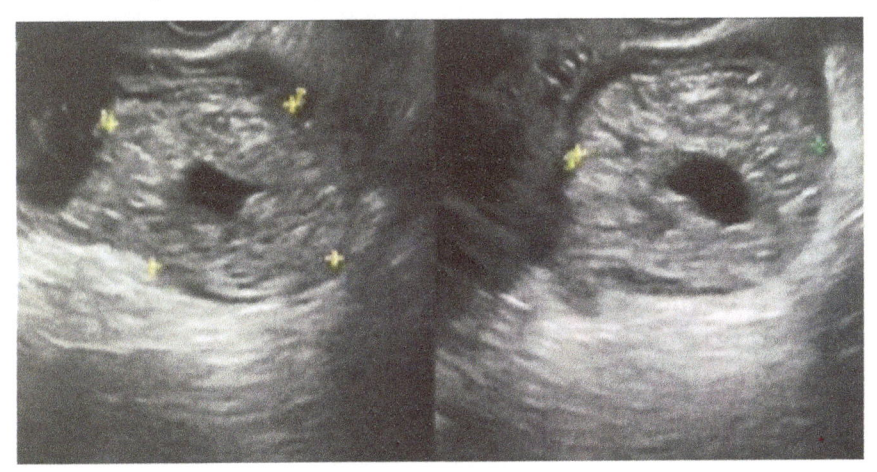

Ultrassom uterino:

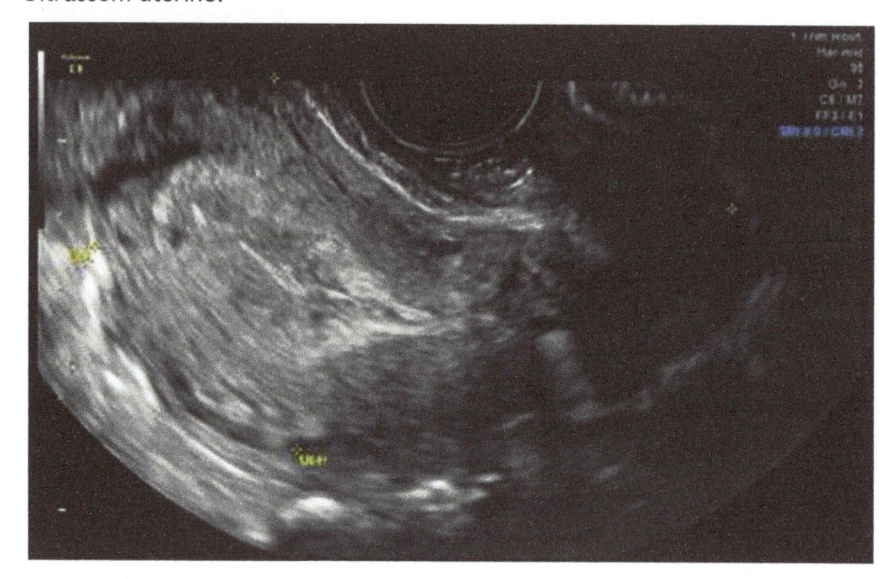

**Nessa paciente, a conduta indicada é:**

A. Conservadora com beta-hCG seriado.

B. Cirúrgica por laparoscopia.

C. Cirúrgica por curetagem uterina.

D. Medicamentosa com metotrexato.

19. (SUS-SP-2016) Paciente de 25 anos de idade, nuligesta, portadora de hepatite C crônica, procura pronto-socorro por dor abdominal importante hoje, sem melhora com medicação. Nega alterações do trato urinário ou intestinal. Nega febre. Refere também atraso menstrual de 2 semanas. Antecedentes ginecológicos: vida sexual ativa, sem parceiro fixo, uso irregular de preservativo masculino. Ciclos regulares. Ao exame físico: bom estado geral, PA = 100 × 70 mmHg, FC = 84 bpm. Abdome flácido, RHA+, dor à palpação profunda de fossa ilíaca direita, sem dor à descompressão brusca. Especular: secreção fisiológica, colo epitelizado. Toque vaginal: útero retrovertido, intrapélvico, com dor à palpação anexial direita. A principal hipótese diagnóstica é uma provável:

A. Gestação ectópica. Deve-se solicitar beta-hCG quantitativo, ultrassom trans-vaginal e tipagem sanguínea. Como paciente estável e nuligesta, caso exames compatíveis, pode-se considerar conduta expectante, se saco gestacional de tamanho adequado e beta-hCG em queda.

**B.** Apendicite. Deve-se internar a paciente para a realização de antibioticoterapia endovenosa e de apendicectomia.

**C.** Doença inflamatória pélvica aguda. Deve-se internar a paciente para a realização de antibioticoterapia endovenosa.

**D.** Gestação ectópica. Devem-se solicitar beta-hCG quantitativo, ultrassom transvaginal e tipagem sanguínea. Deve-se proceder à laparotomia exploradora imediatamente pelo risco da patologia.

**E.** Gestação ectópica. Devem-se solicitar beta-hCG quantitativo, ultrassom transvaginal e tipagem sanguínea. Como paciente estável e nuligesta, caso exames compatíveis, pode-se considerar uso de metotrexato, se saco gestacional de tamanho adequado e beta-hCG em queda.

**Considere o caso abaixo para responder as questões 20 e 21.**
Mulher de 30 anos de idade consultou por apresentar sangramento vaginal de pequeno volume há 15 dias, iniciado 10 dias após a data esperada da menstruação. Como método anticoncepcional, vinha utilizando preservativo. Realizou teste comercial de gestação, e o resultado foi positivo. O exame ginecológico revelou pequeno sangramento vaginal. No momento, a dosagem sérica de beta-hCG é de 2.500 mUI/mL.

**20.** **(HCPA-2015)** Diante desse quadro, são propostos os diagnósticos abaixo.

I. Gestação normal.

II. Gestação ectópica.

III. Gestação interrompida.

**Quais devem ser considerados?**

**A.** Apenas I.

**B.** Apenas II.

**C.** Apenas III.

**D.** Apenas I e III.

**E.** I, II e III.

**21.** **(HCPA-2015)** Qual a conduta a ser adotada?

**A.** Repetir a dosagem de beta-hCG em 48 horas.

**B.** Realizar ultrassonografia transvaginal.

**C.** Dosar progesterona sérica.

**D.** Manter a paciente em observação e fazer controle clínico em uma semana.

**E.** Realizar videolaparoscopia diagnóstica.

**22.** (SUS-SP-2014) Paciente com atraso menstrual de 9 semanas dá entrada no pronto-socorro com queixa de sangramento vaginal doloroso. Apresenta beta-hCG de 1.764 mUI/mL e ultrassonografia transvaginal não demonstra saco gestacional tópico e revela eco endometrial de 20 mm. Neste caso, é correto afirmar:

A. O eco endometrial espessado configura um abortamento incompleto e deve-se internar a paciente para realização de curetagem uterina.

B. A ausência de imagem intrauterina confirma o diagnóstico de gestação ectópica e deve-se internar a paciente para laparotomia exploradora.

C. Trata-se de possível gestação incipiente e deve-se fazer controle seriado do beta-hCG.

D. Trata-se de gestação ectópica, mas o baixo valor de beta-hCG e a ausência de imagens sugestivas em regiões anexiais permitem a conduta expectante com controle seriado do beta-hCG.

E. A curetagem uterina se faz mandatória para a exclusão de moléstia trofoblástica gestacional através do anátomo patológico.

**23.** (AMRIGS-2014) Mulher, 25 anos de idade, com atraso menstrual de 10 dias, comparece à emergência referindo cólicas moderadas. Nega disúria, febre ou sangramento vaginal. Solicitados exames na consulta, cujos resultados são os seguintes: beta-hCG sérico de 1.100 mUI/mL; ultrassonografia transvaginal com endométrio ecogênico medindo 17 mm, ausência de saco gestacional visível e imagem compatível com corpo lúteo em anexo direito. Hemograma e exame qualitativo de urina normais. Considerando o quadro descrito, qual o provável diagnóstico e a conduta?

A. Gravidez inicial; analgesia e repetir a dosagem de beta-hCG em 48 horas.

B. Gravidez ectópica; realizar videolaparoscopia.

C. Gravidez ectópica; analgesia e repetir a dosagem de beta-hCG em 48 horas.

D. Abortamento incompleto; analgesia e repetir a ultrassonografia transvaginal em 10 horas.

E. Ameaça de abortamento; analgesia e repetir a ultrassonografia transvaginal em 7 dias.

**24.** (AMRIGS-2014) Paciente com 25 anos de idade chega à emergência com dor abdominal aguda iniciada há uma hora e discreto sangramento vaginal. Refere ser usuária de dispositivo intrauterino (DIU) de cobre há dois anos e que a menstruação está atrasada há um mês. É tabagista: 20 cigarros/dia. Ao exame, apresenta-se

pálida e sudorética, PA 90/50 mmHg, FC 112 bpm, FR 21 mrpm, temperatura 36,5°C e Blumberg positivo em fossa ilíaca direita.

Analise as assertivas abaixo com relação ao caso clínico descrito.

I. O provável diagnóstico é gravidez ectópica rota.

II. O tratamento é cirúrgico, sendo a via de escolha a laparoscópica.

III. A paciente apresenta como fatores de risco para gravidez ectópica a falha contraceptiva do DIU e o tabagismo.

**Quais estão corretas?**

**A.** Apenas I.

**B.** Apenas II.

**C.** Apenas III.

**D.** Apenas I e III.

**E.** I, II e III.

## GABARITO

| | | | | |
|---|---|---|---|---|
| 1. C | 6. B | 11. C | 16. C | 21. B |
| 2. C | 7. C | 12. D | 17. E | 22. D |
| 3. C | 8. D | 13. D | 18. A | 23. A |
| 4. D | 9. B | 14. C | 19. A | 24. D |
| 5. A | 10. C | 15. D | 20. E | |

## PONTOS-CHAVE – GESTAÇÃO ECTÓPICA E DIAGNÓSTICOS DIFERENCIAIS

▸ Na gestação ectópica, um óvulo fertilizado implanta-se fora da cavidade endometrial, sendo mais comum na tuba uterina.

▸ Pode causar hemorragia, choque hipovolêmico e morte, sendo de suma importância que o diagnóstico e o tratamento sejam realizados precocemente.

▸ Os principais fatores de risco são: história prévia de gestação ectópica, dano tubário, infecção pélvica, uso de DIU, infertilidade, idade acima de 35 anos, ter se submetido à fertilização *in vitro* e tabagismo.

▸ Para um diagnóstico precoce, é importante a suspeição, em qualquer gestação inicial, diante da presença de sangramento vaginal e/ou dor abdominal.

▶ Dentre as manifestações clínicas, destacam-se a dor pélvica e o sangramento uterino anormal, podendo estar presente também a instabilidade hemodinâmica, em pacientes com ruptura tubária e hemorragia intra-abdominal.

▶ A combinação de dosagem sérica quantitativa de beta-hCG e achados da ultrassonografia transvaginal determina, na maioria das vezes, o diagnóstico de gestação ectópica, embora, em alguns casos, esses exames necessitem ser realizados de forma seriada para o diagnóstico, na presença de estabilidade hemodinâmica.

▶ O nível de hCG deve subir, no mínimo, 53% em 48 horas em uma gravidez normal. Quando há um aumento inadequado, há uma sensibilidade de 99% para uma gravidez anormal (abortamento ou gestação ectópica). Dois terços das gestações ectópicas têm valores de hCG com crescimento anormal, enquanto o terço restante mostra uma progressão normal.

▶ Para o diagnóstico diferencial, devem ser considerados: gestação normal, gestação heterotópica, gestação intersticial (ou cornual), ameaça de abortamento ou abortamento incompleto, ruptura de cisto ovariano e torção ovariana.

▶ O tratamento pode ser cirúrgico, medicamentoso (com metotrexato) ou expectante, a depender de critérios específicos para cada caso.

# GINECOLOGIA ENDÓCRINA

# PARTE 2

# 8 CICLO MENSTRUAL

1. **(USP-RP-2022)** Mulher, 23 anos de idade, saudável, G1P1, com ciclo menstrual variando de 24-33 dias nos últimos 6 meses. O volume menstrual é normal e a duração do sangramento é de 4 a 5 dias. Após as orientações, ela optou pelo uso da tabelinha. Considerando que você usou o método do calendário (ou ritmo) para seus cálculos (Organização Mundial da Saúde, 2018), qual alternativa contém o período do ciclo menstrual que essa mulher deverá fazer abstinência ou usar preservativo para evitar uma gravidez?
   - A. 7° ao 23° dia do ciclo.
   - B. 5° ao 24° dia do ciclo.
   - C. 8° ao 19° dia do ciclo.
   - D. 6° ao 22° dia do ciclo.

2. **(UNIFESP-2022)** Mulher, 29 anos de idade, relata que seu ciclo menstrual nos últimos 12 meses variou de 29 a 32 dias. Pelo método de Ogino-Knaus, qual o período fértil dessa mulher?
   - A. Do 12° ao 24° dia do ciclo.
   - B. Do 15° ao 18° dia do ciclo.
   - C. Do 11° ao 21° dia do ciclo.
   - D. Do 10° ao 20° dia do ciclo.

3. **(UFRJ-2022)** A progesterona é o hormônio sexual que predomina durante a fase lútea do ciclo menstrual. O órgão predominantemente responsável pela sua secreção e o momento no qual ocorre o pico de produção em uma mulher não grávida, respectivamente, são:
   - A. Hipófise/14 dias após a ovulação.
   - B. Ovário/14 dias após a ovulação.
   - C. Hipófise/7 dias após a ovulação.
   - D. Ovário/7 dias após a ovulação.

4. **(SCMSP-2022)** Uma das principais ações do FSH sobre as células da granulosa para a produção de estrogênio é induzir a atividade da enzima:

A. Cicloxigenase.

B. Metiltransferase.

C. Aromatase.

D. Progesteronase.

E. Estradioliase.

5. **(PSU-MG-2022)** O ciclo reprodutivo feminino é controlado pelo eixo hipotálamo-hipófise-ovário (HHO). Sobre esse eixo é correto afirmar que:

A. A progesterona é o principal esteroide sexual responsável pelo *feedback* positivo no eixo gonadal, estimulando o pico do hormônio luteinizante (LH).

B. Níveis circulantes altos e contínuos de estradiol, que ocorrem no final da fase folicular, são importantes para o controle do eixo HHO e inibem (*feedback* negativo) a secreção do hormônio luteinizante.

C. O aumento inicial do estradiol, que ocorre no início da fase folicular, exerce *feedback* negativo no eixo hipotálamo-hipofisário, inibindo a secreção de hormônio folículo-estimulante (FSH).

D. O hormônio liberador de gonadotrofina (GnRH) é produzido, principalmente, por neurônios localizados no hipotálamo mediobasal e secretado no sistema porta-hipofisário de maneira contínua, modulando a liberação de gonadotrofinas.

6. **(PSU-MG-2022)** O ciclo ovariano de mulheres e primatas superiores é denominado ciclo menstrual em virtude da presença de menstruação, o que não ocorre em outras espécies. Sobre o ciclo menstrual feminino é ERRADO afirmar que:

A. Durante o processo de desabamento menstrual, as camadas endometriais média (esponjosa) e superficial (compacta) são descamadas, permanecendo apenas a camada profunda (basal), que é responsável pela renovação endometrial no próximo ciclo.

B. Em geral, a duração do ciclo menstrual reflete a duração da fase lútea, ou seja, ciclos curtos ocorrem por fase lútea menor.

**C.** O ciclo menstrual de mulheres tem duração média de 28 dias, podendo variar de 21 a 35 dias, divide-se em fase folicular, ovulação e fase lútea, sendo que a menstruação marca o início da fase folicular.

**D.** Variação na duração do ciclo e na intensidade do fluxo menstrual são comuns nos extremos da vida reprodutiva.

**7.** (PSU-MG-2022) O manejo e o diagnóstico de anormalidades do ciclo menstrual baseiam-se na compreensão dos mecanismos fisiológicos envolvidos na regulação do ciclo menstrual normal. Sobre esses mecanismos é ERRADO afirmar que:

**A.** A enzima aromatase converte androgênios em progesterona, processo que ocorre, principalmente, nas células da granulosa e é estimulado pela ação do FSH.

**B.** A multiplicação das células germinativas começa por volta de 6 a 8 semanas de gravidez, atingindo pico máximo entre 16 e 20 semanas de gestação.

**C.** O crescimento do folículo primordial e sua atresia é um processo contínuo, não sendo interrompido em nenhuma circunstância fisiológica, incluindo gravidez, ovulação ou períodos de anovulação.

**D.** O início do desenvolvimento folicular envolve diversos mecanismos, que são independentes das gonadotrofinas.

**8.** (AMP-2022) O pico ovulatório do LH está associado a vários eventos. Sobre essa situação, assinale a alternativa correta.

I. Aumento da androstenediona nas células tecais de folículos primários recrutados.

II. Aumento da produção androgênica pelas células granulosas dos folículos terciários.

III. Aumento da descamação de células eosinófilas do epitélio estratificado cérvico-vaginal.

**A.** As afirmativas I e II são verdadeiras. A afirmativa III é falsa.

**B.** As afirmativas I e III são verdadeiras. A afirmativa II é falsa.

**C.** As afirmativas II e III são verdadeiras. A afirmativa I é falsa.

**D.** As afirmativas I, II e III são verdadeiras.

**E.** As afirmativas I, II e III são falsas.

**9.** (HSL-SP-2021) A imagem abaixo mostra as substâncias envolvidas na fisiologia menstrual.

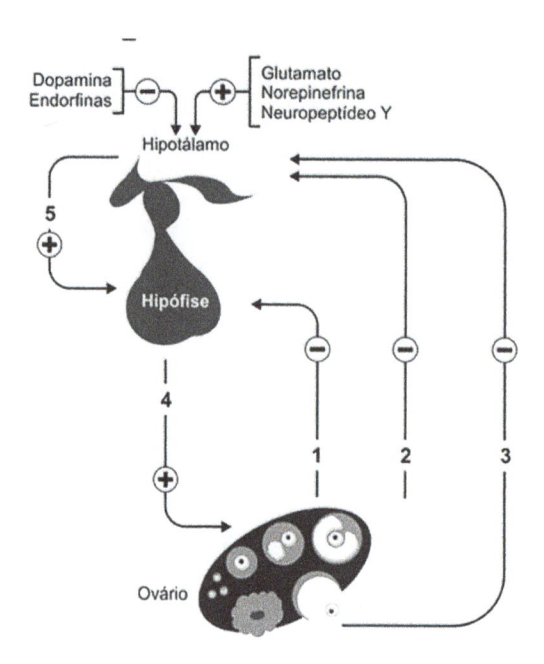

As substâncias 1, 2, 3, 4 e 5 são:

|   | 1 | 2 | 3 | 4 | 5 |
|---|---|---|---|---|---|
| A | inibina | estradiol | progesterona | FSH | GnRH |
| B | estradiol | progesterona | testosterona | GnRH | ACTH |
| C | testosterona | estradiol | progesterona | LH | dopamina |
| D | estradiol | inibina | testosterona | FSH | LH |
| E | FSH | LH | estradiol | dopamina | GnRH |

10. (PSU-MG-2021) Mulher de 41 anos de idade, G0P0, procura a unidade básica de saúde porque deseja esclarecimentos sobre mudanças ocorridas nos seus ciclos menstruais e quais seriam suas chances de engravidar. Informa ciclos de 23-24 dias há cerca de dois anos, com fluxo reduzido. Anteriormente os ciclos eram de 29 dias e apresentava muito edema e mastalgia pré-menstruais. Tem um parceiro fixo há três anos, atividade sexual regular e nega uso de método contraceptivo há três anos. Trouxe resultado de US transvaginal realizado em 01/08/2020: útero em AVF, com volume de 62 cc; endométrio medindo 7,3 mm; ovário direito com volume de 3,4 cm$^3$, contendo três folículos antrais; ovário esquerdo com volume de 4,1 cm$^3$, contendo um folículo de 14 mm e um folículo antral. Em relação ao caso clínico, a orientação mais adequada para essa paciente.

**A.** A redução da duração dos ciclos não compromete significativamente as chances de gravidez, pois a mulher passa a apresentar mais ciclos ovulatórios ao longo de um ano.

**B.** Provavelmente, ela está apresentando ovulações antes do 14° dia do ciclo, em decorrência da elevação rápida do FSH na fase folicular inicial, ocasionada pela diminuição da reserva ovariana.

**C.** Embora ela ainda esteja ovulando, há uma diminuição quantitativa e qualitativa da reserva ovariana com a idade, o que pode diminuir as chances de gravidez e de abortamento.

**D.** Os ciclos curtos são causados por fase lútea insuficiente, em decorrência da idade e por isso ela deve usar progesterona a partir do 14° dia do ciclo para aumentar as chances de gravidez.

**11.** (FMUSP-2021) Paciente, 23 anos de idade, encontra-se em acompanhamento do ciclo menstrual para tratamento de infertilidade. Realiza a ultrassonografia transvaginal, apresentada abaixo. Qual é o momento do ciclo menstrual dessa paciente?

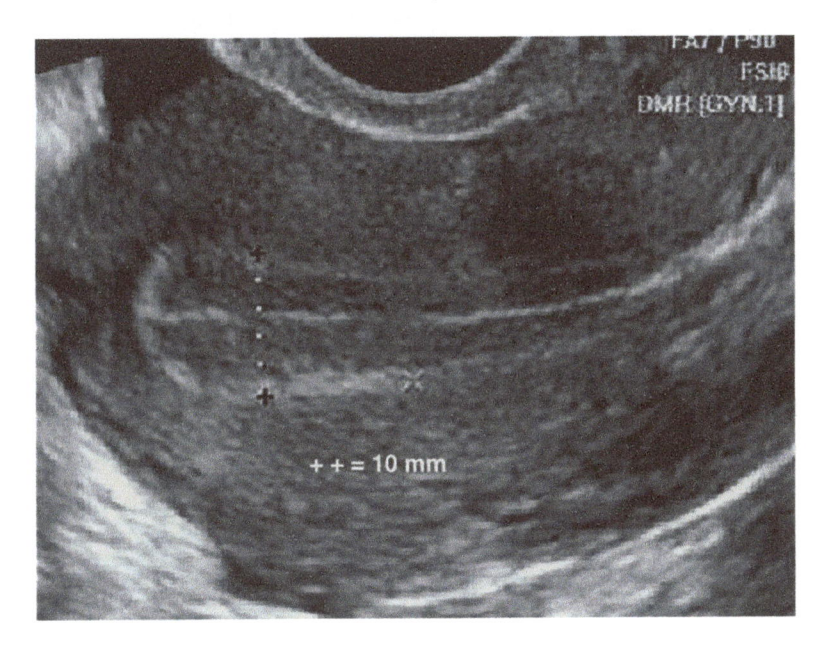

**A.** Fase folicular.

**B.** Fase secretora.

**C.** Menstrual.

**D.** Gravídico.

**12.** (PSU-MG-2019) Adolescente de 15 anos de idade chega à consulta com o ginecologista da unidade básica de saúde com queixa de irregularidade menstrual desde a menarca aos 13 anos e informa ainda não ter iniciado a atividade sexual. Não apresenta outras queixas, mas informa que a irregularidade menstrual a incomoda muito e que os ciclos menstruais têm intervalos de 20 a 45 dias, com o fluxo variando de três a 10 dias. Sobre a fisiologia do ciclo menstrual dessa adolescente, assinale a alternativa correta.

**A.** A fase folicular é a que apresenta maior uniformidade nos ciclos, sendo que a lútea é a responsável pela maior variação.

**B.** A fase lútea é a mais uniforme, sendo que a variação na fase folicular justifica a irregularidade menstrual.

**C.** A irregularidade menstrual dessa adolescente está mais relacionada à capacidade de proliferação endometrial do que ao estímulo hormonal ovariano.

**D.** Ambas as fases lútea e folicular são variáveis em igual proporção no ciclo menstrual.

**13.** (HIAE-2019) Durante a fase lútea do ciclo menstrual, observa-se:

**A.** Grande quantidade de progesterona, com glândulas endometriais tortuosas e dilatadas.

**B.** Aumento sincrônico de FSH e LH, causando isquemia e descamação do endométrio.

**C.** Pico de FSH, mantendo o endométrio hipervascularizado e edemaciado.

**D.** Pico de LH, promovendo a isquemia das arteríolas espiraladas e descamação endometrial.

**E.** Aumento progressivo de estrogênios, levando à proliferação e ao espessamento endometrial.

**14.** (AMP-2019) Em mulher, 30 anos de idade, hígida, com ciclos menstruais normais, observam-se no 8º dia do ciclo as seguintes ações fisiológicas, EXCETO:

**A.** LH em elevação.

**B.** FSH em declínio.

**C.** Endométrio proliferativo.

**D.** Citologia vaginal com predomínio de células eosinófilas acidófilas.

**E.** Quantidade aumentada de estradiol produzido nas células da teca de folículos primários.

**15. (AMRIGS-2018)** Em relação ao controle neuroendócrino do ciclo menstrual, analise as assertivas abaixo:

I. Fatores estressores ambientais podem exercer alterações no ciclo menstrual pela ação de neurotransmissores em nível hipotalâmico.

II. A dopamina e as endorfinas têm efeito inibitório sobre a secreção do GnRH (hormônio liberador de gonadotrofina).

III. A influência do estresse sobre o ciclo menstrual é mediada, principalmente, via secreção de endorfinas.

**Quais estão corretas?**

**A.** Apenas I.

**B.** Apenas II.

**C.** Apenas I e II.

**D.** Apenas II e III.

**E.** I, II e III.

**16. (PSU-MG-2017)** Em relação à fisiologia do ciclo menstrual normal, assinale a alternativa ERRADA:

**A.** A inibina A é secretada pelo corpo lúteo.

**B.** A variabilidade da fase folicular é responsável pelas alterações da duração total do ciclo.

**C.** A variação dos níveis de progesterona após a ovulação contraindica sua dosagem como sinal presumido de ovulação.

**D.** Os extremos da vida reprodutiva são caracterizados por ciclos anovulatórios e/ou irregulares.

**17. (AMRIGS-2017)** Ao final da fase lútea do ciclo anterior, com o(a) _____ do estradiol, da progesterona e da inibina A, um(a) _____ dos níveis de FSH é observado, permitindo o(a) _____ folicular.

Assinale a alternativa que preenche, correta e respectivamente, as lacunas do trecho acima.

**A.** redução – aumento – recrutamento.

**B.** aumento – redução – recrutamento.

**C.** redução – aumento – seleção.

**D.** aumento – aumento – dominância.

**E.** redução – redução – seleção.

**18.** (AMRIGS-2017) Analise o gráfico abaixo do ciclo menstrual de uma mulher.

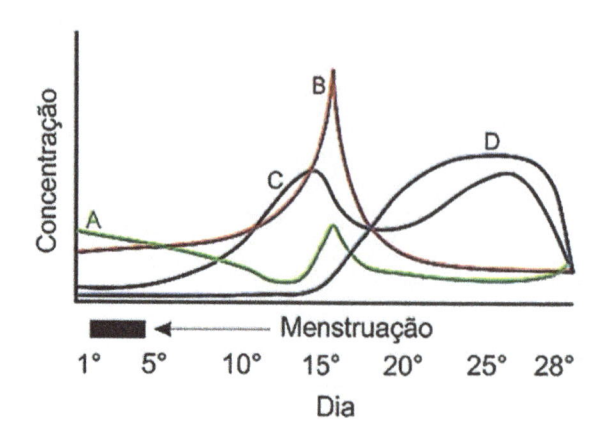

Em relação à dinâmica hormonal no ciclo menstrual normal, está correto afirmar que o hormônio representado na curva

A. "B" é responsável pelo desenvolvimento folicular.
B. "D" é produzido pelo corpo lúteo e apresenta ação secretora sobre o endométrio.
C. "A" estimula a produção hormonal do corpo lúteo.
D. "C" faz retrocontrole positivo sobre a secreção de FSH.
E. "A" é a inibina B e o da curva "C" é o estradiol.

**19.** (HCPA-2016) Em um ciclo menstrual normal, o pico de LH é desencadeado por:

A. Retrocontrole positivo do estradiol sobre as gonadotrofinas.
B. Aumento da expressão das enzimas do citocromo P450.
C. Baixas concentrações de FSH.
D. Níveis elevados de dopamina.
E. Diminuição da secreção de inibina A.

**20.** (AMRIGS-2015) Em relação à foliculogênese no ciclo menstrual, analise as assertivas abaixo, assinalando V, se verdadeiras, ou F, se falsas.

( ) Os folículos primordiais são dependentes das gonadotrofinas.
( ) A atresia folicular é o evento predominante no ovário.

( ) O hormônio luteinizante (LH) estimula a síntese de androgênios nas células da teca.

( ) O hormônio folículo-estimulante (FSH) estimula a síntese de estrogênios nas células da granulosa.

( ) O FSH controla a função lútea após a ovulação do folículo dominante.

A ordem correta de preenchimento dos parênteses, de cima para baixo, é:

A. F – V – V – V – F.
B. V – F – V – F – F.
C. V – F – V – V – V.
D. F – F – F – V – V.
E. F – F – V – F – F.

21. **(AMRIGS-2013) Considere as assertivas em relação ao controle neuroendócrino do ciclo menstrual:**

I. A luteólise que ocorre cerca de dois a três dias antes do início da menstruação determina a elevação dos níveis de FSH.

II. O FSH induz tanto a síntese de receptores de FSH quanto de LH nas células da teca-granulosa.

III. O FSH é essencial para o recrutamento e para o crescimento dos folículos ovarianos, induzindo a proliferação das células da granulosa.

**Quais estão corretas?**

A. Apenas I.
B. Apenas I e II.
C. Apenas I e III.
D. Apenas II e III.
E. I, II e III.

## GABARITO

| | | | | |
|---|---|---|---|---|
| 1. D | 6. B | 11. A | 16. C | 21. E |
| 2. C | 7. A | 12. B | 17. A | |
| 3. D | 8. B | 13. A | 18. B | |
| 4. C | 9. A | 14. E | 19. A | |
| 5. C | 10. B | 15. E | 20. A | |

▶ No ciclo menstrual normal, a produção cíclica ordenada de hormônios e a proliferação paralela do endométrio preparam o útero para a gravidez.

▶ Por convenção, o primeiro dia de sangramento vaginal é considerado o primeiro dia do ciclo menstrual.

▶ O ciclo menstrual normal dura de 21 a 35 dias.

▶ O ciclo menstrual pode ser dividido em fase folicular e lútea (ciclo ovariano) e em fase proliferativa e secretora (ciclo uterino).

▶ Na fase folicular, há desenvolvimento folicular mediado pelo FSH, com a produção de um único folículo dominante para a ovulação. A duração média da fase folicular é de 10 a 14 dias, e a sua variabilidade é responsável pela maior parte das variações na duração total do ciclo.

▶ A fase lútea é o período que começa com a ovulação e vai até o início da menstruação. Nessa fase, há secreção de progesterona e de estrogênio pelo corpo lúteo. Tem duração média de 14 dias.

▶ A fase proliferativa caracteriza-se por crescimento mitótico progressivo da decídua funcional do endométrio, em resposta aos níveis circulantes crescentes de estrogênio.

▶ A fase secretora caracteriza-se pelos efeitos celulares da progesterona sobre o endométrio. É assim denominada em virtude da presença evidente de produtos secretores eosinofílicos, ricos em proteína, no lúmen glandular.

▶ O GnRH regula simultaneamente o FSH e o LH na hipófise, por meio de secreção pulsátil.

▶ No início de cada ciclo menstrual, os níveis de esteroides gonadais estão baixos, já que começam a diminuir desde o final da fase lútea do ciclo anterior.

▶ Com a involução do corpo lúteo no final do ciclo anterior, os níveis de FSH começam a aumentar e há recrutamento de uma coorte de folículos em crescimento.

- Em resposta ao estímulo do FSH, os folículos crescem, diferenciam-se e secretam quantidades crescentes de estrogênio e de inibina B.

- A elevação dos níveis de estrogênio, secundária ao desenvolvimento folicular, fornece uma retroalimentação negativa sobre a secreção hipofisária de FSH, que começa a declinar na metade da fase folicular.

- No final da fase folicular, ou seja, imediatamente antes da ovulação, receptores de LH induzidos pelo FSH estão presentes nas células da granulosa e, com a estimulação do LH, modulam a secreção de progesterona.

- Após um nível suficiente de estrogênio, que é secretado pelo folículo dominante, o pico de LH hipofisário é desencadeado, acarretando ovulação em 36 horas.

- Os níveis de progesterona aumentam imediatamente após a ovulação e podem ser utilizados como sinal presuntivo de que ocorreu ovulação.

- A função lútea depende da presença de LH. O corpo lúteo secreta estrogênio, progesterona e inibina A, que atuam para manter a supressão das gonadotrofinas.

- O corpo lúteo regride depois de 12 a 16 dias, com queda dos níveis de progesterona, resultando na menstruação.

- Se ocorrer gravidez, o tecido trofoblástico secreta hCG, que simula a ação do LH, mantendo o corpo lúteo. O corpo lúteo continua a secretar progesterona e estrogênio, mantendo a gravidez inicial. Após oito a nove semanas de gestação, a placenta assume essa função hormonal da gravidez.

1. **(SUS-SP-2022)** Uma mulher de 49 anos de idade, em menopausa há dezoito meses e queixando-se de ondas de calor, procurou o seu ginecologista. Apresenta hipertensão como doença crônica, em uso de captopril 25 mg, três vezes ao dia. Ao exame clínico inicial, notou-se pressão arterial de 140 x 90 mmHg. Os exames complementares solicitados revelaram: glicemia de 90 mg/dL; colesterol total de 180 mg/dL; LDL de 100 mg/dL; HDL de 40 mg/dL; triglicerídeos de 265 mg/dL; mamografia BI-RADS 2; e ultrassonografia transvaginal com eco endometrial de 3 mm. O médico indicou terapia hormonal. Com base nesse caso hipotético, assinale a alternativa correta.

A. A terapia com estrogênio é contraindicada devido à alteração mamária.

B. O estrogênio via transdérmica é uma boa opção, visto que, na via oral, pode elevar ainda mais os triglicerídeos.

C. A administração de estrogênio pode elevar a pressão arterial, tanto por via oral quanto por via transdérmica.

D. O estrogênio por via oral está associado ao aumento de colesterol total e LDL.

E. Na menopausa, há a tendência à redução dos níveis de LDL.

2. **(IAMSPE-2022)** Um dos sintomas característicos do climatério são os fogachos, sintomas neurovegetativos geralmente acompanhados de sudorese, distúrbios do sono, palpitação e vertigem. Esses sintomas se devem:

A. Ao hipoestrogenismo.

B. Ao aumento acentuado do FSH com ação central importante.

C. À queda do estrogênio e da progesterona, de modo que a terapia hormonal sempre deve ser de estrogênio e progesterona.

D. À depressão, comum nessa fase da vida da mulher.

E. À diminuição acentuada das endorfinas, cuja ação central é fundamental.

3. **(HSL-SP-2022)** Mulher de 53 anos de idade, sem menstruar há mais de um ano, procura atendimento de rotina. Nega fogachos, ressecamento vaginal e insônia. Como suas amigas da mesma idade têm

essas queixas com frequência, ela gostaria de saber por que isso não acontece com ela. Ao exame, apresenta PA: 135 x 80 mmHg, IMC: 38 kg/m². Vagina com rugosidade preservada, umidade presente. Útero de difícil avaliação pelo panículo adiposo aumentado. Uma das possíveis causas de ausência de sintomas climatéricos nessa paciente é a presença de:

A. Aromatase produzida pela teca interna, que converte progestágenos em estrogênios nos adipócitos.

B. Aromatase nos adipócitos que converte o excesso de estrona em estradiol.

C. Níveis estrogênicos altos por conversão de androgênios em estrogênios no tecido adiposo.

D. Resistência insulínica, que promove intensa conversão da estrona em estradiol.

E. Síndrome dos ovários policísticos, que cursa com aumento de estrogênios circulantes na pós-menopausa.

4. **(HSL-SP-2022)** Mulher de 65 anos refere sudorese noturna e ondas de calores há vários anos. Relutou fazer terapia hormonal (TH) pelo medo de câncer de mama, mas atualmente está querendo fazer pois reparou que as amigas que fazem TH têm mais qualidade de vida. Nega comorbidades, nunca fez cirurgia. É nuligesta. Menopausa aos 49 anos. Nega tabagismo. A conduta mais adequada é:

A. Prescrever tibolona via oral.

B. Prescrever estradiol e drospirenona via oral.

C. Prescrever estradiol transdérmico e progesterona via oral.

D. Orientar que pelos riscos cardiovasculares não se indica TH sistêmica após os 10 primeiros anos de pós-menopausa, ou acima de 60 anos.

E. Prescrever testosterona gel transdérmico.

5. **(ENARE-2022)** O termo menopausa se refere a um ponto no tempo um ano após a cessação da menstruação. A média de idade das mulheres vivenciando seu último período menstrual (FMP, de *final menstrual period*) é 51,5 anos, mas a cessação das menstruações, causada por insuficiência ovariana, pode ocorrer em qualquer idade. A transição menopáusica é um evento hormonal e sociocultural complexo. Diante do exposto, assinale a alternativa correta.

A. É preferível o uso de estrogênio isolado em paciente com história suspeita ou confirmada de câncer de mama.

B. Em pacientes não histerectomizadas, devemos fazer o uso, preferencialmente, de estrogênio isolado.

**C.** A terapia de reposição hormonal na menopausa não atua como fator protetor de fraturas osteoporóticas.

**D.** O uso do estrogênio pode ser feito em pacientes que tiveram endometriose prévia.

**E.** A terapia de reposição hormonal está indicada na presença de sintomas que impactam na qualidade de vida da mulher. Quando estiverem presentes sintomas de diminuição da função sexual e libido, pode-se adicionar androgênio à TRH, como na Tibolona®.

**6.** **(AMRIGS-2022) São contraindicações ao uso de terapia hormonal na paciente pós-menopausa, EXCETO:**

**A.** Aumento dos níveis do colesterol LDL.

**B.** Doença trombótica ou tromboembólica venosa.

**C.** Doença hepática descompensada.

**D.** Sangramento vaginal de causa desconhecida.

**7.** **(AMP-2022) Sobre a reposição hormonal em mulheres no climatério e na pós-menopausa, assinale a opção correta.**

**I.** Há aumento do risco de doença cardiovascular quando administrada em menopáusicas de mais idade, e não em mulheres em fase de climatério recente.

**II.** O uso a longo prazo mostra benefício no risco de câncer anorretal.

**III.** Um dos benefícios identificados no uso em longo prazo é a melhora da densidade mineral óssea e a redução de fraturas.

**A.** As afirmativas I e II são verdadeiras. A afirmativa III é falsa.

**B.** As afirmativas I e III são verdadeiras. A afirmativa II é falsa.

**C.** As afirmativas II e III são verdadeiras. A afirmativa I é falsa.

**D.** As afirmativas I, II e III são verdadeiras.

**E.** As afirmativas I, II e III são falsas.

**8.** **(AMP-2022) A reposição hormonal é uma alternativa terapêutica para mulheres com síndrome do climatério. Riscos e benefícios devem ser avaliados previamente à prescrição. É correto afirmar que permanece indicada a reposição hormonal nas seguintes situações:**

**(1)** Tratamento pela via sistêmica nos sintomas vasomotores.

**(2)** Tratamento pela via sistêmica combinado ao local em pacientes com sintomas vasomotores associados a atrofia genital.

**(3)** Tratamento pela via sistêmica de paciente assintomática com osteoporose.

(4) Tratamento pela via sistêmica de paciente assintomática com osteopenia.

(5) Tratamento com estrogenioterapia isolada sistêmica em pacientes assintomáticas histerectomizadas.

A. 1, 2 e 3 apenas.

B. 1, 2 e 4 apenas.

C. 1, 2 e 5 apenas.

D. 1 e 5 apenas.

E. 1 e 2 apenas.

9. (UNIFESP-2021) Mulher, 53 anos de idade, refere calores intensos (fogachos) há 3 meses, amenorreia há 9 meses e nega comorbida-des ou cirurgias prévias. Antecedente familiar: avó com câncer de mama e endométrio aos 79 anos de idade. Exame físico sem alte-rações e mamografia BI-RADS 2. Já usou cimicífuga e chá de amora sem melhora. Qual é a melhor opção de tratamento?

A. Raloxifeno.

B. Tamoxifeno.

C. Progestagênio isolado.

D. Estrogênio e progestagênio.

10. (UNICAMP-2021) Mulher, 52 anos de idade, comparece à unidade básica de saúde com queixa de ondas de calor, dificuldade para dormir e diminuição da libido há 1 ano. Refere que acorda à noite por causa das ondas de calor, com grande impacto na qualidade de vida. Não apresenta antecedentes mórbidos, nega cirurgias prévias e a data da última menstruação foi há 14 meses. Antecedentes familiares: mãe e pai hipertensos e diabéticos. Resultados dos exames: TSH = 3,5 µUI/mL; colesterol total = 158 mg/dL; HDL colesterol = 45 mg/dL; triglicérides = 310 mg/dL, glicemia = 85 mg/dL; Hb = 13,6 g/dL; Ht = 42,1%. A conduta é prescrever:

A. Estradiol 1 mg por dia e progestágeno orais.

B. Estradiol 2 mg por dia oral.

C. Estradiol 0,05 mg por dia transdérmico e progestágeno oral.

D. Estradiol 1 mg por dia transdérmico.

11. (SURCE-2021) Mulher de 50 anos de idade procura unidade básica de saúde relatando calores noturnos intensos há cerca de 6 meses, sendo mais de 10 episódios durante a noite. Refere ainda insônia e

irritabilidade associadas. Menopausa há 1 ano. Tem histórico de carcinoma ductal invasivo em mama direita há 2 anos, vindo em uso de tamoxifeno desde então. Nega outras medicações. Qual a conduta terapêutica medicamentosa mais indicada para esse caso?

A. Clonidina.
B. Paroxetina.
C. Isoflavona.
D. Venlafaxina.

12. (HSL-SP-2021) Em relação à terapia hormonal da pós-menopausa, é correto afirmar:

A. Terapia hormonal iniciada na transição menopausal em mulheres saudáveis tem benefícios cardiovasculares.
B. Terapia estroprogestativa na mulher acima de 65 anos traz benefícios cardiovasculares além do efeito positivo nos ossos.
C. Terapia androgênica associada à estrogenioterapia reduz a incidência de doenças cardiovasculares no climatério.
D. Medroxiprogesterona é o progestagênio escolhido na terapia hormonal oral na mulher da pós-menopausa após os 65 anos.
E. Terapia hormonal combinada transdérmica é contraindicada nas mulheres na pós-menopausa.

13. (SUS-SP-2020) Em relação à terapia hormonal da pós-menopausa (TH) em mulheres com síndrome metabólica, está correto afirmar que a TH:

A. Oral com tibolona tem poucos riscos cardiovasculares nas mulheres hipertensas, diabéticas e obesas acima dos 65 anos de idade.
B. Estroprogestativa nos primeiros anos de pós-menopausa aumenta os riscos cardiovasculares nas mulheres com hipercolesterolemia.
C. Progestagênica em mulheres histerectomizadas aumenta os níveis pressóricos.
D. Transdérmica é preferível para mulheres com hipertensão, hipertrigliceridemia, obesidade, diabetes ou síndrome metabólica.
E. Estroprogestativa diminui os riscos cardiovasculares nas mulheres acima dos 65 anos de idade.

14. (FMUSP-2020) Paciente de 42 anos apresenta falência ovariana prematura. Apresenta calores e sudorese noturnos, além de dispareunia. Qual das situações abaixo está associada com a terapia de reposição estrogênica?

A. Menor risco de doença cardiovascular.
B. Aumento de risco de câncer de cólon.
C. Redução de risco para câncer de ovário.
D. Maior risco para câncer de endométrio.

15. (AMRIGS-2020) A produção de estrogênio, na pós-menopausa, provém do(a) _____, que secreta androstenediona e que sofre aromatização _____, transformando-se em _____.

Assinale a alternativa que preenche, correta e respectivamente, as lacunas do trecho acima.
A. ovário – central – estriol.
B. suprarrenal – central – estrona.
C. ovário – periférica – estriol.
D. suprarrenal – periférica – estrona.

16. (UNICAMP-2020) Mulher, 54 anos, G2P2C2A0, em amenorreia há 8 meses queixando-se de fogacho, dormindo mal, não consegue se concentrar nas atividades diárias e tem ressecamento vaginal. Antecedentes pessoais: asma em uso de corticosteroide via oral e trombose venosa profunda em uso de varfarina. A conduta é:

A. Isoflavona.
B. Inibidor de recaptação de serotonina.
C. Tibolona.
D. Terapia hormonal combinada.

17. (UNIFESP-2019) Mulher, 50 anos de idade, refere fogachos e irregularidade menstrual há 3 meses. Que hormônio deve ser avaliado e seu respectivo nível sérico para confirmar o diagnóstico de transição menopausal?

A. Hormônio antimulleriano – elevado.
B. FSH – elevado.
C. Inibina – diminuído.
D. Prolactina – diminuído.
E. Progesterona – diminuído.

18. (SCMSP-2019) Uma mulher de 51 anos de idade procurou o serviço de ginecologia endócrina com queixas de ondas de calor, principalmente no período noturno, com impacto sobre a qualidade de vida. Ela relatou antecedente pessoal de câncer de mama e

atualmente faz uso de tamoxifeno, G2PN20A, sem antecedentes familiares dignos de nota. Considerando esse caso hipotético, assinale a alternativa que apresenta a melhor conduta.

A. A paciente apresenta contraindicação formal para a terapia de reposição hormonal, sendo a melhor opção para o caso a introdução da fluoxetina.

B. Os estudos demonstram que a droga padrão-ouro para a paciente seria a paroxetina.

C. A paciente já iniciou o tratamento do câncer de mama. Sendo assim, o uso de terapia de reposição hormonal pode ser realizado com a prescrição de estrogênio e progestógeno.

D. A venlafaxina seria uma boa opção para o tratamento das ondas de calor.

E. Deve-se orientar apenas atividade física, pois, devido ao câncer de mama, está contraindicada qualquer terapêutica medicamentosa para os fogachos.

19. (PSU-MG-2019) Paciente com 49 anos de idade queixa-se de ondas de calor (fogachos), sudorese, calafrios, palpitações, irregularidade menstrual, tonturas, insônia e fadiga. Considerando o que é necessário para o diagnóstico de climatério nessa paciente, assinale a alternativa correta:

A. Dados clínicos e dosagem de FSH.

B. Dados clínicos e dosagem de LH.

C. Dados clínicos e dosagem de TSH.

D. Dados clínicos relatados pela paciente.

20. (FMUSP-2019) Mulher, 45 anos de idade, submete-se a histerectomia e ooforectomia bilateral por dor pélvica e endometriose. A retirada dos ovários nesta faixa etária se associa à elevação de risco para qual das seguintes condições?

A. Câncer de mama.

B. Tromboembolismo.

C. Doença cardiovascular.

D. Perda de peso.

21. (AMRIGS-2019) Em relação à terapia hormonal no climatério, analise as assertivas abaixo:

I. O benefício sobre as lipoproteínas mostra-se maior quando o estrogênio é administrado por via oral quando comparado à via não oral.

II. O estrogênio administrado por via transdérmica evita a chamada primeira passagem hepática, o que permite que ele possa ser usado em condições de contraindicação para o estrogênio.

III. O uso contínuo de um progestogênio associado ao estrogênio tem o objetivo de atrofiar o endométrio, evitar sangramento uterino e proteger contra o câncer endometrial.

**Quais estão corretas?**

A. Apenas III.

B. Apenas I e II.

C. Apenas I e III.

D. Apenas II e III.

E. I, II e III.

22. **(AMRIGS-2019)** No climatério, há uma _____ perda óssea nos cinco primeiros anos pós-menopausa. Na terapia de reposição hormonal, o _____ bloqueia a ação dos _____ preservando a massa óssea.

Assinale a alternativa que preenche, correta e respectivamente, as lacunas do trecho acima.

A. menor – estrogênio – osteoclastos.

B. menor – progestogênio – osteoblastos.

C. maior – estrogênio – osteoclastos.

D. maior – progestogênio – osteoblastos.

E. maior – estrogênio – osteoblastos.

23. **(HCPA-2019)** Paciente de 48 anos de idade, submetida à histerectomia por miomatose, busca saber se está na menopausa. Por ter câncer de mama, vem fazendo uso de tamoxifeno há 6 meses. Foi solicitada dosagem sérica do hormônio estimulador do folículo (FSH) para investigar falência ovariana. A solicitação médica está:

A. Correta, pois tamoxifeno inibe a aromatase; se os níveis séricos do FSH estiverem elevados, o diagnóstico é falência ovariana.

B. Correta, pois tamoxifeno inibe a redutase; se os níveis séricos do FSH estiverem elevados, o diagnóstico é falência ovariana.

C. Correta, pois o tamoxifeno inibe a enzima P450scc; se os níveis séricos do FSH estiverem elevados, o diagnóstico é falência ovariana.

D. Correta, pois tamoxifeno é um modulador seletivo dos receptores de estrogênio, não tendo correlação com FSH; se os níveis séricos do FSH estiverem elevados, o diagnóstico é falência ovariana.

**E.** Incorreta, pois tamoxifeno interfere no mecanismo de retrocontrole negativo de 17-beta-estradiol, resultando no aumento do FSH e impossibilitando o diagnóstico de falência ovariana.

**24.** (SCMSP-2018) Uma paciente de 56 anos de idade procurou o serviço de climatério com quadro de ondas de calor, principalmente no período noturno, com impacto importante em sua qualidade de vida. Negou doenças associadas, uso de medicação, tendo G1PN1A0. Sua menopausa foi aos cinquenta anos de idade. Levou mamografia BIRADS 2. O médico recomendou-lhe o uso de terapia de reposição hormonal, entretanto ela estava com receio de usar a medicação. Com base nesse caso hipotético, assinale a alternativa correta quanto à terapia de reposição hormonal (TH) e à sua segurança.

**A.** Não há relação direta entre idade e risco de trombose secundária ao uso da TH.

**B.** O uso de estrogênio sistêmico isolado na TH não apresenta aumento do risco de câncer de mama.

**C.** Não há relação direta entre a via de administração hormonal de estrogênio e as taxas de trombose.

**D.** A TH cursa com o aumento do risco de câncer de cólon, principalmente no grupo com uso de terapia de estrogênio isolada.

**E.** O risco de câncer de mama não está relacionado com o tempo de uso da TH combinada.

**25.** (PSU-MG-2018) O estrogênio presente no organismo da mulher após a menopausa é resultado de processo de aromatização. Assinale a alternativa que contém a substância, o produto da aromatização e o tecido responsável pelo processo que leva à produção de estrogênio nessa faixa etária.

**A.** Androstenediona em estradiol, pelas células da granulosa dos ovários.

**B.** Androstenediona em estrona, pelo tecido adiposo.

**C.** Estradiol em estrona, pelo tecido adiposo.

**D.** Testosterona em estradiol, pelas adrenais.

**26.** (IAMSPE-2018) Paciente de 51 anos refere fogachos frequentes há 6 meses, insônia e irritabilidade. Há 6 anos, foi submetida à histerectomia total por endometriose pélvica severa, com preservação ovariana. Nega qualquer outro antecedente e não faz uso de

nenhuma medicação. O exame ginecológico foi normal. Com relação a esse caso, é correto afirmar:

A. Em razão da sintomatologia deve ser tratada com estrogênio natural, sem progesterona, pois foi submetida previamente à histerectomia.

B. Deve ser medicada com estrogênio + progesterona.

C. Em razão da histerectomia, deve-se usar o raloxifeno, pois, além de aliviar os fogachos, é o que melhor preserva a densidade óssea.

D. Em razão da endometriose pregressa, ela não pode usar estrogênio, seja de forma isolada ou combinada.

E. É indicação típica de tamoxifeno.

27. **(FMUSP-2018)** Mulher de 54 anos de idade procura atendimento pois deseja terapia de reposição hormonal. Tem dois partos vaginais prévios. Suas menstruações cessaram há 1 ano e vem apresentando sudorese noturna progressiva e ressecamento genital há 6 meses. Não tem antecedentes mórbidos relevantes e não faz uso de medicamentos. Dada a preferência da paciente em não utilizar medicamentos orais, você prescreve estrogênio natural em formulação transdérmica. Qual das alternativas abaixo apresenta um benefício da via de administração transdérmica em comparação à reposição hormonal por via oral?

A. Não haver necessidade de associação com progesterona.

B. Permitir que a primeira passagem hepática reduza efeitos adversos.

C. Promover menor interferência no metabolismo lipídico.

D. Não aumentar o risco de câncer de mama.

28. **(AMRIGS-2018)** Mulher de 51 anos de idade relata fogachos frequentes, insônia, irritabilidade e labilidade emocional há um ano. Está em amenorreia há 18 meses. Nega doenças crônicas e uso de medicações, sendo tabagista há 20 anos. Traz mamografia e citopatológico de colo uterino recentes, que estão normais. Apresenta pressão arterial de 120/80 mmHg e exame físico geral e ginecológico sem anormalidades. Em relação ao caso clínico, analise as assertivas abaixo:

I. A paciente tem indicação de terapia hormonal pela sua sintomatologia, e não apresenta contraindicação absoluta mesmo sendo tabagista.

II. Essa paciente, que tem risco aumentado de osteoporose, terá menor perda de massa óssea ao usar estradiol.

III. Ao se prescrever estradiol, nesse caso, a paciente deverá fazer uso também de um progestogênio, para proteção endometrial.

IV. A via de escolha para uso de estradiol nessa paciente é a parenteral, com uso por, no máximo, cinco anos, mesmo que a paciente esteja bem adaptada e sem complicações.

**Quais estão corretas?**

A. Apenas I e II.

B. Apenas II e III.

C. Apenas I, II e III.

D. Apenas I, III e IV.

E. I, II, III e IV.

29. **(UNICAMP-2018)** Mulher, 55 anos de idade, branca, comparece ao ambulatório de ginecologia queixando-se de sensação de calor intenso pelo corpo, principalmente em região de tórax e face, 10 vezes ao dia, durante aproximadamente 10 minutos, há três anos. Frequentemente acorda à noite devido ao "calorão". Já tentou usar roupas mais leves e frequentar ambientes ventilados, porém não notou melhora dos sintomas. Refere baixa ingesta de cálcio. Antecedente pessoal: menopausa há dois anos, nega cirurgia e comorbidades. Antecedentes familiares: negativo para neoplasias. Exame ginecológico: normal. Densitometria óssea: T-score de –2,2 em coluna lombar total e T-score de –1,3 em colo femoral. Mamografia: BIRADS 2. A conduta é prescrever:

A. Cálcio, vitamina D e terapia hormonal com estrógeno e progesterona.

B. Cálcio, vitamina D e atividade física.

C. Alendronato sódico, vitamina D e atividade física.

D. Cálcio, vitamina D e terapia hormonal com estrógeno.

30. **(UNICAMP-2017)** Mulher, 49 anos de idade, relata que há 9 meses iniciou quadro de irregularidade menstrual, inicialmente o intervalo entre os sangramentos diminuiu, e após, notou aumento do intervalo entre as menstruações. Encontra-se há 4 meses sem menstruar. Queixa-se desde então de períodos de intensa sudorese, associados a rubor e calor facial. A hipótese e os exames complementares para o diagnóstico são:

A. Síndrome do climatério; dosagens de FSH e estradiol séricos.

B. Menopausa; dosagens de prolactina e FSH séricos.

C. Síndrome do climatério; desnecessários exames complementares.

D. Menopausa; dosagens de FSH e TSH séricos.

31. (UNICAMP-2017) Mulher, 50 anos de idade, vem ao centro de saúde queixando-se de episódios frequentes de ondas de calor associadas a rubor facial e palpitação. Os episódios duram em média 10 minutos e vem ocorrendo ao menos 10 vezes ao dia. Os sintomas se iniciaram há aproximadamente um ano e tem piorado progressivamente. Nos últimos meses vem apresentando insônia devido à sudorese noturna e acha que isso tem diminuído sua produtividade durante o dia. Já usou diversos compostos fitoterápicos, usa roupas leves e procura evitar sempre ambientes abafados e com grande aglomeração de pessoas, porém nada tem melhorado os fogachos. Antecedente pessoal: dois episódios de trombose venosa profunda (um quando utilizou anticoncepcional oral e o outro logo após o nascimento do seu filho). Nega diabetes e tabagismo. Exame físico: IMC = 21,3 kg/m², PA = 110 x 75 mmHg. Exame ginecológico: normal. O tratamento sintomático é:

A. Tibolona 2,5 mg/dia por via oral.

B. Estrogênio conjugado 0,625 mg/dia por via oral.

C. Estrogênios conjugados 0,625 mg/dia por via oral associado a acetato de medroxiprogesterona 2,5 mg/dia também por via oral.

D. Paroxetina na dose de 20 mg/dia por via oral.

32. (IAMSPE-2017) Paciente de 55 anos de idade procura ginecologista com queixa de secura vaginal e dispareunia há 6 meses. Sua última menstruação foi aos 53 anos. Nega qualquer outra sintomatologia. Tem 1,62 m de altura, pesa 58 kg e faz uso de sinvastatina e metformina. O exame ginecológico foi normal com sinais clínicos de atrofia genital. Quanto à orientação terapêutica para essa paciente, assinale a alternativa correta.

A. Deve-se prescrever etinilestradiol oral e progestagênio oral para proteção endometrial.

B. Em razão da hipercolesterolemia e do diabetes tipo 2, é indicada a prescrição de tibolona no lugar do estrogênio.

C. Pode-se prescrever estrogênio tópico, hidratante vaginal e, ainda, lubrificantes vaginais às relações sexuais.

**D.** Em razão de já ter 55 anos, a terapia hormonal está contraindicada. Prescrever lubrificantes vaginais, apenas.

**E.** Deve-se solicitar inicialmente bacterioscópico e cultura de conteúdo vaginal, pois deve tratar-se de vaginite citolítica.

**33.** (IAMSPE-2016) Paciente de 53 anos de idade foi submetida à histerectomia total por mioma uterino, com preservação dos anexos, há 10 anos. Há 6 meses, queixa-se de fogachos várias vezes ao dia, irritabilidade e insônia. O exame ginecológico foi normal. Sua pressão arterial medida na consulta foi de 125 x 80mmHg, e não há nenhum antecedente clínico importante. A mamografia solicitada revelou pelo sistema BI-RADS BR 2. Quer fazer tratamento para sua sintomatologia climatérica. A melhor conduta é prescrever:

**A.** Estrogênio.

**B.** Estrogênios transdérmicos com progestagênio na forma de implante subdérmico.

**C.** Terapia hormonal combinada oral estroprogestativa.

**D.** Antidepressivos tricíclicos.

**E.** Estrogênios na forma de cremes vaginais e progesterona por via oral.

**34.** (AMRIGS-2016) No climatério pós-menopáusico, os níveis hormonais de FSH, estradiol, inibina e testosterona estão, respectivamente:

**A.** Aumentado, diminuído, diminuído, diminuído.

**B.** Aumentado, diminuído, diminuído, aumentado.

**C.** Aumentado, diminuído, aumentado, inalterado.

**D.** Diminuído, aumentado, aumentado, inalterado.

**E.** Diminuído, aumentado, diminuído, diminuído.

**35.** (AMRIGS-2016) Qual o principal estrogênio circulante na pós-menopausa?

**A.** Estrona proveniente da aromatização periférica.

**B.** Estriol de origem hepática.

**C.** Estradiol de origem ovariana.

**D.** Estrona de origem ovariana.

**E.** Estradiol proveniente da aromatização periférica.

**36.** (AMRIGS-2015) Mulher com 50 anos de idade, sem menstruar há 15 meses, após ter sido submetida à histerectomia subtotal por miomatose uterina, apresenta há 5 meses fogachos intensos,

sudorese, insônia, muita irritabilidade e uma péssima qualidade de vida. Na história pregressa, refere hipertensão arterial, controlada há 5 anos com uso de medicação e controle médico regular. Nega fatores de risco para câncer de mama e ovário. Apresenta PA: 140/90 mmHg, IMC: 25 kg/m$^2$, mamografia: BI-RADS 2, CP: normal. Em relação à terapia hormonal, assinale a alternativa correta.

A. Está indicado o uso de estrogênio associado à progestágeno de uso contínuo.
B. Tem contraindicação absoluta à terapia hormonal pela hipertensão arterial.
C. Está indicado o uso de progestágeno isolado de forma contínua.
D. Está indicado o uso de estrogênio isolado de forma contínua.
E. Está indicado o uso de estrogênio associado à progestágeno de forma cíclica.

37. (HCPA-2015) Paciente de 50 anos de idade, hipertensa leve, fazendo uso de diuréticos, consultou por sangramento vaginal irregular. Referiu que os ciclos eram inicialmente de 28 dias, mas nos últimos 8 meses apresentavam intervalos menores, e que há 2 meses não menstruava. Não havia queixas de calorões ou secura vaginal. O exame ginecológico não mostrou anormalidades. O hemograma realizado há 2 semanas foi normal. A ultrassonografia solicitada pelo médico do posto de saúde revelou útero anteroversofletido, discretamente aumentado às custas de dois miomas subserosos de 2 e 3 cm de diâmetro, e endométrio com 8 mm, de aspecto trilaminar. O volume ovariano é de aproximadamente 1,5 cm$^3$. Qual a conduta mais apropriada?

A. Solicitar biopsia endometrial por estar o endométrio espessado.
B. Repetir a ultrassonografia em 3 meses para reavaliação endometrial.
C. Indicar o uso de dispositivo intrauterino medicado com progesterona.
D. Indicar histeroscopia diagnóstica.
E. Manter a paciente em observação e orientá-la quanto ao climatério.

38. (AMRIGS-2014) Quanto aos aspectos fisiológicos e clínicos da falência ovariana no climatério, analise as assertivas abaixo:

I. A elevação dos níveis de FSH antecede as manifestações clínicas do climatério.
II. Ciclos menstruais mais curtos são geralmente a primeira alteração clínica.
III. A anovulação é a principal causa dos ciclos oligomenorreicos e das hemorragias uterinas na perimenopausa.
IV. A elevação do FSH na perimenopausa reflete a redução da reserva ovariana e a menor secreção de inibina B.

Quais são corretas?

**A.** Apenas I e II.

**B.** Apenas I e III.

**C.** Apenas II e III.

**D.** Apenas I, III e IV.

**E.** I, II, III e IV.

**39.** **(HCPA-2014)** Mulher de 50 anos de idade, com registro da última menstruação há 11 meses, veio à consulta queixando-se de fogachos severos (média de 10 vezes/dia), insônia e humor mais entristecido nos últimos meses (com redução da libido). Fez uso de cápsulas de isoflavona por 2 meses, sem melhora dos sintomas. À avaliação, a pressão arterial era de 115/75 mmHg, e o índice de massa corporal, de 24 kg/m². Os exames físico e ginecológico estavam normais. Trouxe mamografia categoria BI-RADS 2 e citopatológico de colo uterino realizado há 4 meses normal. Com base no quadro, qual a conduta mais adequada?

**A.** Sugerir tratamento psicoterápico.

**B.** Solicitar ultrassonografia transvaginal.

**C.** Prescrever estrogênio.

**D.** Prescrever imipramina.

**E.** Prescrever terapia estroprogestogênica.

**40.** **(AMRIGS-2013)** Considere os exames abaixo: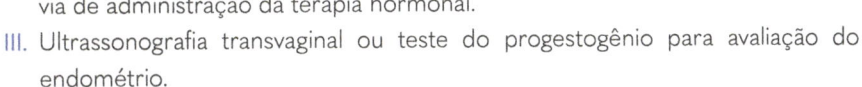

I. Mamografia para rastreamento do câncer de mama.

II. Perfil lipídico para rastreamento das dislipidemias e escolha da melhor via de administração da terapia hormonal.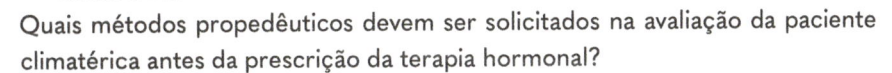

III. Ultrassonografia transvaginal ou teste do progestogênio para avaliação do endométrio.

Quais métodos propedêuticos devem ser solicitados na avaliação da paciente climatérica antes da prescrição da terapia hormonal?

**A.** Apenas I.

**B.** Apenas II.

**C.** Apenas III.

**D.** Apenas I e II.

**E.** I, II e III.

**41.** **(AMRIGS-2013)** Mulher, 49 anos de idade, refere ciclos oligomenorreicos há 2 anos, com última menstruação há 6 meses. Apresenta-se

com queixas de fogachos, insônia, labilidade emocional e diminuição da libido, nega comorbidades. Frente a esse quadro, pode-se afirmar que:

I. A paciente encontra-se na perimenopausa.

II. Há indicação de terapia hormonal, e esta deverá ser combinada (estroprogestativa) ou com tibolona.

III. Os ciclos anovulatórios são a principal causa de irregularidade menstrual nesse período.

IV. Dosagens de FSH, LH e estradiol são fundamentais para o diagnóstico nessa paciente.

**Quais estão corretas?**

A. Apenas I e II.

B. Apenas I e III.

C. Apenas I, II e III.

D. Apenas II, III e IV.

E. I, II, III e IV.

42. **(PUCRS-2013) Em relação à menopausa, são apresentadas as seguintes assertivas:**

I. O início da menopausa é definido retrospectivamente a partir do último período menstrual seguido por 12 meses de amenorreia.

II. A menopausa é evento central, relacionado diretamente a alterações hipotalâmicas/hipofisárias e secundariamente à falência ovariana.

III. O estrogênio produzido após a menopausa tem origem na aromatização dos androgênios.

**Qual é a alternativa correta?**

A. Apenas I.

B. Apenas II.

C. Apenas III.

D. Apenas I e III.

E. I, II e III.

## PONTOS-CHAVE – CLIMATÉRIO

▸ A menopausa é definida retrospectivamente, a partir da última menstruação, seguida de 12 meses de amenorreia.

▸ Embora a menopausa esteja associada a alterações dos hormônios hipotalâmicos e hipofisários, que regulam o ciclo menstrual, ela não é um evento central, mas, sim, uma indicação de insuficiência ovariana primária, em que ocorre depleção da população folicular.

▸ A transição menopausal é caracterizada pela irregularidade do ciclo menstrual – inicialmente, com ciclos mais curtos; depois, com ciclos mais longos –, ocasionada por variabilidade hormonal e ovulação inconstante. A diminuição maciça do número de folículos ovarianos resulta na diminuição da inibina B, que desativa o *feedback* negativo sobre a hipófise, liberando a secreção de FSH na tentativa de aumentar o recrutamento folicular. Com isso, há elevação dos níveis de FSH e aceleração da depleção folicular, até o seu esgotamento. A contínua perda da reserva folicular diminui os níveis de estradiol, que não são mais suficientes para estimular o pico de LH, encerrando, assim, os ciclos ovulatórios. Sem ovulação, não há formação de corpo lúteo e, consequentemente, não há produção de progesterona. Além disso, os níveis de estradiol não são suficientes para estimular o endométrio, levando à amenorreia definitiva, que caracteriza a pós-menopausa.

▸ Os principais problemas relacionados com a saúde e a qualidade de vida de mulheres na menopausa incluem sintomas vasomotores, síndrome geniturinária da menopausa, disfunção sexual, osteoporose, doença cardiovascular, câncer e declínio cognitivo.

▶ Os sintomas vasomotores (fogachos e sudorese noturna) afetam até 75% das mulheres na perimenopausa.

▶ O diagnóstico do climatério, sobretudo a identificação da perimenopausa e do estado menopáusico, é essencialmente clínico, baseado nas alterações do ciclo menstrual e nos sintomas da síndrome climatérica. As dosagens plasmáticas de FSH ou de estradiol são, na maioria das vezes, absolutamente desnecessárias.

▶ A estrogenioterapia sistêmica constitui o tratamento mais eficaz dos sintomas vasomotores. Em mulheres que possuem útero, o estrogênio deve ser sempre combinado com algum progestágeno, de forma cíclica ou contínua, para proteção endometrial contra hiperplasia e câncer de endométrio.

▶ A terapia hormonal (TH) deve ser utilizada na menor dose efetiva durante o tempo necessário para alcançar os objetivos. Na maioria das mulheres saudáveis com fogachos no climatério, os benefícios da TH ultrapassam os riscos.

▶ As contraindicações para o uso de TH incluem cânceres de mama ou de endométrio (atuais ou prévios), sangramento vaginal sem causa conhecida, infarto agudo do miocárdio, acidente vascular encefálico ou doença tromboembólica (atuais ou prévios) e doença hepática ativa.

▶ Nas pacientes hipertensas, fumantes, obesas ou com algum fator de risco para doença tromboembólica, a via transdérmica é a preferencial, uma vez que a via oral, por meio do metabolismo de primeira passagem hepática, está associada à ativação do sistema renina-angiotensina-aldosterona e ao aumento dos fatores pró-trombóticos.

▶ A via vaginal é a primeira opção para as pacientes que apresentam, isoladamente, a síndrome geniturinária da menopausa.

▶ Como os riscos da TH diferem, dependendo da formulação utilizada, da dose, da via de administração e da necessidade de associação com um progestágeno, o tratamento deve ser individualizado, com base nas necessidades e preferências de cada paciente.

▶ A TH aumenta a massa óssea, reduzindo o risco de fraturas osteoporóticas na pós-menopausa, e reduz a incidência de diabetes *mellitus* tipo 2 e de doença cardiovascular, quando iniciada na transição menopáusica ou nos primeiros anos pós-menopausa. Vale ressaltar, no entanto, que a TH não está indicada em pacientes assintomáticas com o objetivo de prevenção de doença cardiovascular.

# 10 HIPERANDROGENISMO E SÍNDROME DOS OVÁRIOS POLICÍSTICOS

1. **(UNIFESP-2022)** Mulher, 21 anos de idade, nuligesta, refere menstruações irregulares, sem cólica, com intervalos bimestrais e com duração de 5 dias desde a menarca. Também refere acne e obesidade há 6 anos e não iniciou atividade sexual. Procurou a UBS e foi solicitada uma ultrassonografia que mostrou útero sem alterações e ovários com cisto simples à direita medindo 18 mm e ovário esquerdo normal. Qual é o diagnóstico mais provável?

A. Síndrome dos ovários policísticos fenótipo A.

B. Síndrome do folículo luteinizado não roto.

C. Síndrome de Mayer-Rokitansky-Kuster-Hauser.

D. Síndrome dos ovários policísticos fenótipo B.

2. **(HIAE-2022)** Mulher de 35 anos de idade tenta engravidar há 12 meses. O casal foi investigado e constatou-se infertilidade por anovulação crônica. Ela encontra-se com sobrepeso e tem diagnóstico de síndrome dos ovários policísticos. A conduta mais adequada, dentre as abaixo, é.

A. Indução de ovulação com letrozol.

B. Inseminação artificial.

C. Ooforoplastia em cunha.

D. Fertilização *in vitro*.

3. **(AMP-2022)** A síndrome do ovário policístico (SOP) é um distúrbio endócrino muito comum e pode afetar até 12% das mulheres em fase reprodutiva. Sobre esta situação selecione a opção correta.

I. Tem causa desconhecida, mas é comum a observação de vários casos na mesma família.

II. Mulheres com SOP podem apresentar uma melhora na regularidade dos ciclos menstruais após os 30 anos.

III. A síndrome está relacionada à subfertilidade, mas não há aumento de risco de abortamento no primeiro trimestre.

A. As afirmativas I e II são verdadeiras. A afirmativa III é falsa.

B. As afirmativas I e III são verdadeiras. A afirmativa II é falsa.

C. As afirmativas II e III são verdadeiras. A afirmativa I é falsa.

D. As afirmativas I, II e III são verdadeiras.

E. As afirmativas I, II e III são falsas.

4. **(HCPA-2022)** Paciente de 22 anos de idade consultou por piora importante da acne na face e no dorso nos últimos 6 meses e por amenorreia há 4 meses. Inicialmente, atribuiu o quadro à dieta inadequada. Submeteu-se a um programa de educação alimentar e perdeu 6 kg, no entanto a acne não melhorou. Negou doenças crônicas ou cirurgias prévias. O pai tem diabetes melito tipo 2, e a mãe, hipertensão e obesidade. Referiu não ser usuária de drogas ilícitas, álcool ou tabaco. A pressão arterial era de 135/75 mmHg, e o IMC, de 42 kg/m². Vinha apresentando pelos mais grossos no mento, lábio superior e queixo e acne nodular na face, nas costas e no tórax. A inspeção pélvica mostrou clitóris hipertrófico; o restante do exame não revelou alterações. O toque bimanual foi prejudicado devido à obesidade. Exames laboratoriais indicaram testosterona total de 7,13 ng/mL (valor de referência: 0,14-0,76 ng/mL) e sulfato de DHEA de 127 µg/dL (valor de referência: 35-430 µg/dL). Que diagnóstico, dentre os abaixo, é o mais provável?

A. Síndrome dos ovários policísticos.

B. Deficiência de 21-hidroxilase.

C. Carcinoma de adrenal.

D. Tumor de células de Leydig.

5. **(PUCRS-2022)** Mulher, 26 anos de idade, procurou a unidade básica de saúde referindo ter suspenso o uso do contraceptivo oral há 18 meses, pois não necessita de contracepção. Desde então, está apresentando ciclos menstruais irregulares que duram 45 a 60 dias. Refere fluxo menstrual de 4 a 5 dias e nega dismenorreia. Ao exame físico, apresenta IMC 32 kg/m², circunferência abdominal de 100 cm, pele oleosa com acne e índice de Ferriman = 12. Em relação ao caso, afirma-se:

I. Para confirmação diagnóstica de síndrome dos ovários policísticos, é necessário que haja hiperandrogenismo laboratorial e ultrassonografia demonstrando pelo menos 20 folículos entre 2 e 9 mm em cada ovário.

II. Se não houver desejo de gestar, devem ser prescritos medicamentos à base de progestágenos, a fim de que provoquem menstruação de forma regular.

III. Se houver desejo de gestar, está indicada a perda de peso associada ao uso de metformina. Essa conduta tem se mostrado mais efetiva do que a indução com citrato de clomifeno.

**Está/estão correta(s) apenas a(s) afirmativa(s):**

**A.** I.

**B.** II.

**C.** I e III.

**D.** II e III.

6. **(UFRJ-2021)** Mulher, 23 anos de idade, apresentou menarca aos 11 anos, e, desde então, tem ciclos menstruais irregulares (intensidade variável e intervalos variando de 30 até 90 dias). Exame físico: 92 kg; 160 cm; avaliação pela escala de Ferriman-Gallwey de 12 pontos. Exames complementares: FSH = 7,3 UI/L; LH = 11,1 UI/L; TSH = 2,2 mUI/L; prolactina = 12,0 ng/mL; cortisol salivar noturno < 0,2 m/mL; SDHEA = 220,0 mdL; 17(OH)-progesterona = 30,0 ng/dL. Ultrassonografia transvaginal: ovário direito com volume de 12 mL e presença de 22 folículos antrais inferiores a 10 mm; ovário esquerdo com volume 13 mL e presença de 25 folículos antrais inferiores a 10 mm. A principal hipótese diagnóstica para essa paciente é:

**A.** Síndrome dos ovários policísticos.

**B.** Hiperplasia adrenal congênita.

**C.** Síndrome de Cushing.

**D.** Tumor adrenal virilizante.

## Situação-problema para as questões 07 a 09.

Mulher, 25 anos de idade, não menstrua há 9 meses. Refere que sempre teve o ciclo irregular, atrasando às vezes mais de 40 dias, mas nos últimos meses não tem menstruado. Vem notando maior oleosidade na pele, com acne, e surgimento de pelos grossos no abdome. Refere que ganhou cerca de sete quilos no último ano, pois vem comendo muito carboidrato e parou de fazer atividade física. IMC: 30 kg/m². Está tentando engravidar há 1 ano, sem sucesso. Pelo atraso menstrual sempre faz teste de gravidez, porém o resultado é sempre negativo.

7. **(SUS-BA-2021)** Diante do relato do caso é correto afirmar:

A. A medicação mais indicada nesse momento é a metformina associada à espironolactona.

B. A primeira opção terapêutica é a modificação de estilo de vida com perda ponderal e atividade física.

C. Como a paciente já está tentando engravidar há 1 ano, sem sucesso, a primeira opção terapêutica é metformina e citrato de clomifeno para induzir a ovulação.

D. O tratamento mais adequado, nesse momento, é a administração de estradiol por 10 dias para induzir uma menstruação.

8. **(SUS-BA-2021)** Diante da principal suspeita diagnóstica, indique os resultados esperados dos exames laboratoriais.

A. É esperado um aumento dos níveis de FSH e queda dos níveis de LH, gerando uma proporção > 2.

B. É esperado um aumento dos níveis de LH e queda dos níveis de FSH, gerando uma proporção > 2.

C. Nesses casos, normalmente o LH e FSH estão em níveis semelhantes e elevados.

D. Nesses casos, normalmente o LH e FSH estão em níveis semelhantes e suprimidos.

9. **(SUS-BA-2021)** Identifique, nesse caso, o exame que pode auxiliar no diagnóstico diferencial.

A. Dosagem de SHBG.

B. Curva de estímulo de FSH/LH após GnRH.

C. Dosagem de progesterona.

D. Dosagem de 17-hidroxiprogesterona (17OHP).

10. **(HSL-SP-2021)** Uma paciente adulta com deficiência da enzima 21-hidroxilase apresenta-se frequentemente com:

A. Amenorreia secundária, redução de ACTH e aumento do cortisol de repouso.

B. Virilização, deficiência de cortisol e aumento da 17(OH)-progesterona.

C. Irregularidade menstrual, aumento de androgênios e redução de LH e FSH.

D. Infertilidade, aumento de aldosterona e redução da 17(OH)-progesterona.

E. Estenose vaginal, redução de LH e FSH e aumento de ACTH.

11. **(SCMSP-2021)** Uma paciente de 29 anos de idade queixa-se de irregularidade menstrual há quatro anos. Teve menarca aos 11 anos de idade, com ciclos regulares, com duração de cinco dias e

intervalos de trinta dias. Há quatro anos, notou o aumento do intervalo dos ciclos, permanecendo até seis meses sem menstruar. Queixa-se ainda de acne e aumento da pilificação. Com base nesse caso hipotético, assinale a alternativa que apresenta a condição que está mais frequentemente associada ao diagnóstico mais provável.

A. Hipertensão.
B. Hipotireoidismo.
C. Hiperplasia adrenal.
D. Neoplasia de ovário.
E. Resistência insulínica.

12. **(AMP-2021)** A síndrome de anovulação crônica hiperandrogênica (síndrome dos ovários policísticos) é um conjunto de sinais e sintomas que interferem muito na vida da portadora, seja no ponto de vista estético quanto no de comorbidades que poderão afetar sua vida. Acerca do tema, avalie as asserções a seguir e a relação proposta entre elas.

I. Uma indicação terapêutica que minimiza a acne e o hirsutismo é a associação de drospirenona 3 mg com etinilestradiol 0,20 mcg.

PORQUE

II. O progestágeno diminui a ligação do LH em seus receptores nas células tecais e inibe a $5\alpha$-redutase, e o etinilestradiol diminui a produção hepática da globulina carreadora de hormônio sexual (SHBG).

A respeito dessas asserções, assinale a resposta correta.

A. As asserções I e II são proposições verdadeiras, e a II é uma justificativa correta da I.
B. As asserções I e II são proposições verdadeiras, e a II não é uma justificativa correta da I.
C. A asserção I é uma proposição verdadeira, e a II é uma proposição falsa.
D. A asserção I é uma proposição falsa, e a II é uma proposição verdadeira.
E. As asserções I e II são proposições falsas.

13. **(AMRIGS-2020)** A síndrome dos ovários policísticos (SOP) é responsável por mais de 90% das causas de excesso de androgênios. Dentre as opções abaixo, qual não faz parte do diagnóstico diferencial?

A. Hiperprolactinemia.
B. Hiperplasia adrenal congênita forma não clássica (HAC-NC).

**C.** Síndrome de Cushing.

**D.** Síndrome metabólica.

**14.** (HCPA-2020) Paciente de 14 anos de idade, com ciclos menstruais a cada 28 dias e 4 dias de fluxo, IMC de 25 kg/m² e 6 pontos na escala de Ferriman-Gallwey para hirsutismo, veio à consulta com laudo ultrassonográfico de ovários micropolicísticos. Diante da preocupação da paciente com o resultado do exame, o médico deve:

**A.** Prescrever citrato de clomifeno associado a acetato de ciproterona.

**B.** Tranquilizá-la, dispensando qualquer investigação.

**C.** Confirmar o diagnóstico de síndrome dos ovários policísticos com dosagem sérica de TSH, FSH e LH.

**D.** Confirmar o diagnóstico de síndrome dos ovários policísticos com dosagem sérica de prolactina e 17OH-progesterona.

**E.** Solicitar novo exame ultrassonográfico em 3 meses para confirmar o diagnóstico.

**15.** (HCPA-2020) A síndrome dos ovários policísticos (SOP) caracteriza-se primariamente por disfunção ovulatória e hiperandrogenismo, sendo o diagnóstico realizado após exclusão de outras causas para esses distúrbios. Assinale a alternativa que apresenta apenas diagnósticos diferenciais para SOP.

**A.** Uso de anticoncepcional oral combinado, tumor secretor de androgênios e endometriose.

**B.** Hipotireoidismo, endometriose e insuficiência adrenal primária.

**C.** Hiperplasia adrenal congênita não clássica, hiperprolactinemia e síndrome de Cushing.

**D.** Hipertireoidismo, hipogonadismo e doença inflamatória pélvica.

**E.** Hiperprolactinemia, miomatose uterina e insuficiência ovariana primária.

**16.** (SCMSP-2019) Uma mulher de 31 anos de idade, nuligesta, procurou o serviço de ginecologia endócrina com o diagnóstico de síndrome dos ovários policísticos (SOP) e queixando-se de hiperandrogenismo. Foi introduzida pílula combinada. Não há antecedentes familiares dignos de nota. Com base nesse caso hipotético, assinale a alternativa correta.

**A.** O etinilestradiol, quando metabolizado em nível hepático, resulta no aumento da SHBG (*sex hormone-binding globulin*), o que acarreta diminuição da testosterona livre.

**B.** As pílulas que contêm hormônios naturais apresentam maior eficácia no tratamento do hiperandrogenismo em pacientes com SOP.

**C.** O etinilestradiol da pílula cursa com *feedback* positivo sobre o hormônio luteinizante, pois resulta na diminuição da síntese de androgênios no ovário.

**D.** A pílula combinada acarreta inibição da enzima aromatase, responsável pela conversão do estrogênio em testosterona.

**E.** As pílulas contraceptivas que contêm apenas progestógenos apresentam maior eficácia na redução do hiperandrogenismo que as pílulas combinadas.

**17.** **(FMUSP-2019)** Mulher, 19 anos de idade, queixa-se de ciclos menstruais com intervalos longos, acne, pele oleosa e dificuldade em perder peso. Recebe indicação para uso de contraceptivo hormonal oral combinado e apresenta melhora da acne. Qual efeito do contraceptivo é associável à melhora da acne?

**A.** Elevação na aromatização de precursores androgênicos.

**B.** Efeito contínuo do progestagênio.

**C.** Redução nos níveis sistêmicos de estradiol (E2).

**D.** Aumento da globulina carreadora de hormônio sexual (SHBG).

**18.** **(SCMSP-2018)** Uma paciente de 22 anos de idade procurou o serviço de ginecologia endócrina com quadro de irregularidade menstrual associado a hirsutismo. Além disso, refere escurecimento da pele em região de axilas e de pescoço. Apresenta TSH e FSH normais, LH elevado, testosterona total, SDHEA e 17(OH)-progesterona dentro da normalidade, além de duas glicemias de jejum com o valor de 135 mg/dL. Na ultrassonografia transvaginal, útero em anteversoflexão com volume normal e ovários com volume aumentado (14 cm³ e 15 cm³) às custas de múltiplos folículos antrais. Com base nesse caso hipotético, assinale a alternativa correta.

**A.** Deve-se prescrever progesterona de segunda fase, visto que sua eficácia no controle do ciclo e na terapêutica do hiperandrogenismo é superior à da pílula combinada.

**B.** Deve-se prescrever pílula combinada e metformina.

**C.** A paciente apresenta um tumor ovariano secretor de testosterona, sendo indicado o tratamento cirúrgico.

**D.** A primeira linha de tratamento medicamentoso é constituída pelo uso da espironolactona, que irá regularizar o ciclo menstrual e melhorar o hirsutismo.

**E.** Deve-se prescrever pílula combinada e orientar alterações no estilo de vida para a perda de peso.

**19.** (HIAE-2018) Uma mulher de 32 anos de idade queixa-se de acne e aumento de pelos. A avaliação clínica mostra índice de Ferriman-Gallwey de 9. A dosagem de sulfato de de-hidroepiandros-terona é elevada, o que sugere que a causa do problema esteja:
A. Na suprarrenal.
B. No ovário.
C. No hipotálamo.
D. Na adeno-hipófise.
E. Na neuro-hipófise.

**20.** (AMRIGS-2018) Analise as assertivas abaixo:
I. Maior risco de síndrome de hiperestimulação ovariana na indução da ovulação com gonadotrofinas.
II. Risco de gestação gemelar na estimulação da ovulação para coito programado.
III. Maior risco de desenvolver diabetes gestacional.
IV. Risco aumentado de abortamento.

**Quais estão associadas a pacientes com síndrome dos ovários policísticos?**
A. Apenas III.
B. Apenas IV.
C. Apenas I e II.
D. Apenas II, III e IV.
E. I, II, III e IV.

**21.** (UFRJ-2017) Paciente de 35 anos de idade com diagnóstico de ová-rios policísticos apresenta placas acastanhadas nas virilhas, axilas e sulcos inframamários, sinais clínicos de:
A. Aumento de prolactina.
B. Aumento de 21-hidroxilase.
C. Hiperandrogenismo.
D. Resistência à insulina.

**22.** (SUS-SP-2017) A dosagem elevada de 17(OH)-progesterona (acima de 1.000 ng/dL) revela a seguinte causa de hirsutismo:
A. Hiperplasia adrenal congênita.
B. Hipertecose.
C. Síndrome dos ovários policísticos.
D. Tumor ovariano.
E. Doença de Cushing.

**23.** (AMRIGS-2017) Paciente de 22 anos de idade, nuligesta, refere ciclos oligomenorreicos desde a menarca, que ocorreu aos 12 anos. Apresenta diagnóstico prévio de síndrome dos ovários policísticos. Ao exame, evidencia-se hirsutismo moderado e um IMC de 31 kg/m². Em relação a esse caso clínico, analise as assertivas abaixo:

I.   Se a paciente não deseja engravidar, deve-se prescrever anticoncepcional combinado oral para proteção do endométrio e melhora do hirsutismo.

II.  Deve-se indicar atividade física e rastrear síndrome metabólica. Se houver hiperinsulinismo, está indicada prescrição de metformina.

III. É recomendada a redução de peso corporal para a saúde metabólica e restauração dos ciclos ovulatórios. Se for necessária indução da ovulação, o citrato de clomifeno é a droga de escolha.

IV.  Nessa paciente, encontraremos níveis séricos de progesterona baixo, globulina ligadora de hormônios sexuais (SHBG) diminuída e 17(OH)-progesterona elevado.

**Quais estão corretas?**

**A.** Apenas I e II.

**B.** Apenas II e IV.

**C.** Apenas III e IV.

**D.** Apenas I, II e III.

**E.** I, II, III e IV.

**24.** (AMRIGS-2017) Analise os fatores abaixo relacionados à fisiopatologia da síndrome dos ovários policísticos:

I.   Estimulação da esteroidogênese ovariana pela insulina.

II.  Estimulação da síntese hepática de SHBG pela insulina.

III. Níveis elevados de estrona, devido à conversão periférica.

IV.  Menor sensibilidade hipofisária ao GnRH na secreção de LH.

**Quais estão corretos?**

**A.** Apenas I e II.

**B.** Apenas I e III.

**C.** Apenas II e III.

**D.** Apenas II e IV.

**E.** Apenas I, II e IV.

**25.** (HCPA-2017) Considere os achados abaixo:

I.   Miométrio heterogêneo.

II.  Endométrio atrófico.

III. Ovários com volume aumentado e com múltiplos folículos desenvolvidos.

Quais deles uma paciente com síndrome dos ovários policísticos, em uso contínuo de anticoncepcional oral combinado há 2 anos, apresentaria à ultrassonografia?

A. Apenas I.

B. Apenas II.

C. Apenas III.

D. Apenas I e III.

E. I, II e III.

**26.** (SUS-SP-2016) Mulher de 25 anos de idade refere ter menstruação irregular, com intervalos superiores a 6 meses desde a menarca. Refere ter dificuldade para emagrecer e vem notando pele oleosa e manchas escuras na pele. Ao exame, observa-se índice de Ferriman de 14. Nas regiões de dobras existe coloração marrom da pele. O IMC é de 30 kg/m². O diagnóstico é de:

A. Síndrome da resistência androgênica periférica.

B. Insuficiência ovariana de causa lúpica.

C. Disgenesia gonadal pura.

D. Síndrome de feminização testicular.

E. Síndrome dos ovários policísticos com resistência insulínica.

**27.** (HCPA-2016) Paciente de 33 anos de idade consultou para investigação de infertilidade. Relatou estar tentando engravidar há 2 anos e não fazer uso de medicações. Referiu menstruações regulares apenas quando utilizou anticoncepcional oral. Investigação prévia já descartara hiperplasia adrenal congênita. Encontrava-se há 4 meses sem menstruar, tendo a última menstruação ocorrido após 5 dias de uso de progesterona. O teste de gestação realizado há 3 dias foi negativo. Apresentava acne discreta. O índice de Ferriman era de 13, e o IMC, de 31 kg/m². Considere as alterações hormonais e metabólicas abaixo.

I. Hipoestrogenismo e hiperinsulinemia.

II. Níveis de progesterona baixo e de SHBG diminuído.

III. Hiperandrogenismo e nível de 17(OH)-progesterona normal.

Quais delas são esperadas nessa paciente?

A. Apenas I.

B. Apenas II.

**C.** Apenas III.

**D.** Apenas II e III.

**E.** I, II e III.

**28.** **(HCPA-2015)** Paciente de 25 anos de idade consultou por ter a última menstruação ocorrido há 50 dias. Em seu histórico, constavam acne e ciclos menstruais irregulares desde a menarca, já tendo ficado até 6 meses em amenorreia. Apresentava índice de massa corporal de 23 kg/m² e índice de Ferriman de 14 (hirsutismo > 8). Trouxe resultados de exames realizados há 48 horas: prolactina normal, LH de 8 mUI/mL e FSH de 3 mUI/L. Em relação ao caso, considere as assertivas propostas:

I. O diagnóstico mais provável é síndrome dos ovários policísticos (SOP).

II. Ultrassonografia transvaginal deve ser realizada para confirmar a hipótese diagnóstica de SOP.

III. É necessário dosar beta-hCG para excluir gestação.

**Quais são corretas?**

**A.** Apenas I.

**B.** Apenas II.

**C.** Apenas III.

**D.** Apenas I e III.

**E.** I, II e III.

**29.** **(UFRJ-2014)** Paciente com síndrome dos ovários policísticos (SOP) vem ao ambulatório de ginecologia endócrina para acompanhamento. A mesma refere amenorreia há 4 meses. Exame físico: peso = 78 kg; circunferência abdominal = 114 cm; altura = 1,55 m e PA = 145 x 100 mmHg. Constata-se acantose *nigricans* em pescoço e hirsutismo moderado. Exames laboratoriais: glicemia de jejum = 89 mg/dL, insulina de jejum de 45 mU/mL. Após dextrosol, com 2 horas a glicemia foi de 110 mg/dL e a insulina de 88 mU/mL. A terapêutica mais adequada inclui exercícios físicos regulares e:

**A.** Metformina, dieta hipoglicídica, anticoncepcional combinado com acetato de ciproterona.

**B.** Anticoncepcional combinado à base de acetato de ciproterona, dieta hipocalórica.

**C.** Dieta rica em ácidos graxos e glibenclamida.

**D.** Metformina, dieta hipoproteica, anticoncepcional antiandrogênico.

**30.** (AMRIGS-2013) Com relação à síndrome dos ovários policísticos (SOP), analise as afirmações a seguir.

I. Irregularidade menstrual, hirsutismo, obesidade e infertilidade são queixas comuns.

II. Deve-se rastrear síndrome metabólica.

III. O hiperinsulinismo acomete a maioria das pacientes obesas com SOP, sendo um critério diagnóstico.

IV. O uso de anticoncepcional combinado oral pode regularizar o fluxo menstrual, melhorar os efeitos cosméticos e proteger o endométrio nas pacientes anovuladoras.

**Quais estão corretas?**

A. Apenas I e II.

B. Apenas I e III.

C. Apenas I, II e IV.

D. Apenas I, III e IV.

E. I, II, III e IV.

## GABARITO

| | | | | |
|---|---|---|---|---|
| 1. D | 7. B | 13. D | 19. A | 25. B |
| 2. A | 8. B | 14. B | 20. E | 26. E |
| 3. A | 9. D | 15. C | 21. D | 27. D |
| 4. D | 10. B | 16. A | 22. A | 28. D |
| 5. B | 11. E | 17. D | 23. A | 29. A |
| 6. A | 12. C | 18. B | 24. B | 30. C |

## PONTOS-CHAVE – HIPERANDROGENISMO E SÍNDROME DOS OVÁRIOS POLICÍSTICOS

▶ O hiperandrogenismo (HA) manifesta-se, com mais frequência, na forma de hirsutismo, que surge como consequência do excesso de androgênios de origem glandular (ovários ou glândulas suprarrenais), do aumento constitutivo na expressão dos efeitos androgênicos sobre a unidade pilossebácea ou de uma combinação de ambos os fatores.

▶ A virilização é rara e indica elevação acentuada dos níveis de androgênios, sendo comumente causada por tumor ovariano ou de suprarrenal ou, ainda, por androgênios exógenos.

▶ O hirsutismo é a manifestação mais frequente de HA em mulheres, sendo definido como crescimento excessivo de pelos terminais em um padrão de distribuição masculino. O hirsutismo decorre da produção aumentada de androgênios e da sensibilidade cutânea a esses hormônios. Essa sensibilidade depende da atividade local geneticamente determinada da 5α-redutase, a enzima que converte a testosterona em di-hidrotestosterona, o androgênio bioativo nos folículos pilosos.

▶ A causa mais comum de HA e hirsutismo é a síndrome dos ovários policísticos (SOP).

▶ A SOP é diagnosticada em mulheres que apresentam, no mínimo, duas das seguintes anormalidades inexplicadas: HA (clínico, bioquímico ou ambos), disfunção ovulatória e ovários morfologicamente policísticos. A SOP é um diagnóstico de exclusão, sendo, portanto, necessário descartar outros distúrbios passíveis de simular o fenótipo da SOP, como hiperplasia suprarrenal do adulto, neoplasia suprarrenal ou ovariana, síndrome de Cushing, hiperprolactinemia e doença da tireoide.

▶ As pacientes com SOP frequentemente apresentam resistência à insulina e hiperinsulinemia.

▶ Mulheres com SOP têm risco aumentado de infertilidade, hiperplasia e câncer de endométrio, metabolismo anormal da glicose, dislipidemia, apneia obstrutiva do sono, depressão e ansiedade.

▶ Terapias não farmacológicas têm um papel de destaque no tratamento da SOP. Modificações no estilo de vida são importantes para pacientes com sobrepeso ou obesas e naquelas em que coexistem condições metabólicas.

▶ O anticoncepcional combinado oral é considerado a primeira linha no tratamento farmacológico para os sintomas clássicos da SOP, melhorando as manifestações do HA, controlando a irregularidade do fluxo menstrual, protegendo o endométrio e promovendo contracepção.

▶ Terapias farmacológicas adicionais podem incluir: espironolactona (com apropriada contracepção) para o hirsutismo, terapia progestogênica contínua ou de segunda fase para proteção endometrial, metformina para a intolerância à glicose e citrato de clomifeno ou inibidor da aromatase para a indução da ovulação.

# 11 HIPERPROLACTINEMIA

1. **(FMUSP-2022)** Mulher, 43 anos de idade, queixa-se de ausência de menstruação há 60 dias. Realizou teste de gravidez com resultado negativo. Refere que apresentava ciclos menstruais regulares, com intervalos de 30 dias e duração de 4 dias. Utiliza preservativo masculino como contracepção. Apresenta 2 gestações com 2 partos normais, último há 6 anos. Apresenta antecedente de ooforectomia direita há 20 anos por torção anexial. Hipertensão arterial leve em uso de anlodipino 5 mg há 4 anos. Há 4 meses em uso de sulpirida por quadro de depressão. Exame físico geral: FC 82, PA 120 x 80 mmHg, FR 12 irpm; acne leve em face e discreto *rash* cutâneo em tórax. Exame de mamas: palpação fibroglandular, discretamente dolorida, sem nódulos ou retrações, regiões axilares sem linfonodos palpáveis, expressão aréolo-papilar sem alterações. Genitais externos tróficos; especular colo epitelizado, conteúdo vaginal habitual. Toque vaginal útero AVF, móvel, indolor, regiões anexiais livres e sem massas identificáveis. Considerando as informações clínicas, qual é a principal hipótese diagnóstica?

A. Falência prematura ovariana.
B. Gravidez psicológica.
C. Síndrome dos ovários policísticos.
D. Bloqueio de gonadotrofinas.

2. **(UNICAMP-2021)** Mulher, 29 anos de idade, procurou unidade básica de saúde por irregularidade menstrual há dois anos. Encontra-se em amenorreia há cinco meses com teste de gravidez negativo. Refere menarca aos 12 anos. Método contraceptivo: *condom*. Antecedente pessoal: fibromialgia, em tratamento com amitriptilina há três anos. A etiologia mais provável da irregularidade menstrual é:

A. Síndrome dos ovários policísticos.
B. Hiperplasia adrenal congênita de manifestação tardia.
C. Hiperprolactinemia.
D. Adenomiose.

3. **(SCMSP-2021)** Uma paciente de 28 anos de idade, nuligesta, queixa-se de amenorreia há 7 meses. Refere depressão e faz uso de haloperidol há um ano. Teve a menarca aos quatorze anos de idade, com ciclos menstruais regulares até o início do quadro depressivo. Ao exame físico, IMC de 22 kg/m². Ausência de alterações no exame ginecológico. Ultrassom transvaginal sem alterações. Com base nessa situação hipotética, assinale a alternativa que apresenta o diagnóstico mais provável.

A. Hipertireoidismo.
B. Síndrome de Sheehan.
C. Anorexia.
D. Hiperprolactinemia.
E. Insuficiência ovariana prematura.

4. **(FMUSP-2021)** Paciente de 34 anos de idade refere ausência de menstruação há 3 meses. Antes dos três últimos meses, apresentava ciclos menstruais mensais regulares. Tem antecedente de 2 gestações com partos normais, o último há 4 anos. Amamentou por 6 meses cada filho. Usa preservativo como contracepção. Não tem antecedentes mórbidos relevantes e não usa drogas lícitas ou ilícitas. Neste período de 3 meses não observou alteração de hábito intestinal ou urinário, mantém suas atividades profissionais e físicas, no entanto tem apresentado leve cefaleia vespertina, dolorimento global das mamas e procurou o oftalmologista por achar que está com menor visão lateral. O teste de gravidez é negativo. Considerando a principal hipótese diagnóstica, qual é a alternativa correta?

A. O nível de TSH deve estar diminuído.
B. Os níveis de FSH e LH devem estar elevados.
C. A biópsia de endométrio deve revelar atrofia.
D. O eco endometrial ultrassonográfico deve estar espessado.

5. **(SUS-SP-2019)** Mulher de 40 anos de idade, nuligesta, queixa-se de saída de secreção esbranquiçada pelos mamilos há 1 mês. Ao exame, não há nódulos palpáveis na mama e a expressão mostra saída de líquido branco de vários ductos, bilateralmente. A mamografia mostra calcificação grosseira no quadrante lateral da mama esquerda. Nesse caso,

A. É fundamental a ultrassonografia complementar da mama à procura de lesões suspeitas.

B. É indispensável a realização da citologia oncológica do líquido secretado.

C. É necessário realizar biópsia cirúrgica da área de calcificação da mama.

D. Trata-se de possível papiloma intraductal, devendo-se repetir a mamografia em 6 meses.

E. Trata-se de galactorreia, devendo-se pesquisar o uso de psicotrópicos e dosar prolactina.

6. **(SCMSP-2018) Uma paciente de 18 anos de idade procurou o serviço de ginecologia endócrina com o quadro de amenorreia secundária associado à galactorreia e à diminuição de campo visual. A dosagem de prolactina encontrava-se normal, entretanto, na ressonância nuclear magnética, observou-se grande tumor hipofisário com compressão do quiasma óptico. Considerando essa situação hipotética, assinale a alternativa que apresenta a conduta mais adequada para o diagnóstico da paciente.**

A. Repetir a prolactina em três meses.

B. Solicitar uma biópsia de hipófise.

C. Solicitar a diluição da amostra, por se tratar de efeito gancho.

D. Solicitar a dosagem da macroprolactina.

E. Solicitar a cromatografia em coluna de gel filtração.

7. **(AMRIGS-2016) Qual a causa mais comum de hiperprolactinemia não fisiológica?**

A. Medicamentosa.

B. Adenoma hipofisário.

C. Hipotireoidismo.

D. Idiopática.

E. Doença crônica.

8. **(SCMSP-2015) Mulher de 22 anos de idade apresenta ciclos menstruais irregulares há cerca de 10 meses, com períodos de amenorreia, negando uso de medicamentos. Sem parceiros sexuais há 2 anos. Exame físico geral e ginecológico normais. A dosagem de prolactina está elevada (150 ng/dL) com TSH e T4 livre normais. A ressonância magnética de sela túrcica revelou um macroadenoma hipofisário. A conduta é:**

A. Uso de agonistas da dopamina.

**B.** Uso de agonistas do GnRH.
**C.** Uso de contraceptivos hormonais orais.
**D.** Cirurgia.
**E.** Radioterapia.

## GABARITO

| | | | |
|---|---|---|---|
| 1. D | 3. D | 5. E | 7. A |
| 2. C | 4. C | 6. C | 8. A |

## PONTOS-CHAVE – HIPERPROLACTINEMIA

▸ A hiperprolactinemia é relativamente comum em mulheres, sendo a causa frequente de amenorreia secundária e infertilidade. Pode ser fisiológica, causada por fármacos ou patológica, em que se destacam os prolactinomas.

▸ A dopamina constitui o principal fator de inibição da prolactina.

▸ A causa mais comum de elevação dos níveis de prolactina é provavelmente a farmacológica – a maioria das pacientes em uso de fármacos antipsicóticos e muitas outras que utilizam agentes com propriedades antidopaminérgicas apresentam elevação moderada dos níveis de prolactina.

▸ Os prolactinomas acometem quase metade das mulheres com hiperprolactinemia.

▸ Inicialmente, deve-se descartar hipotireoidismo e uso de medicamentos como causas.

▸ Dentre as manifestações clínicas da hiperprolactinemia, destacam-se a irregularidade menstrual e amenorreia, galactorreia, diminuição da libido, hipoestrogenismo e osteoporose, secundárias ao hipogonadismo.

▸ O tratamento clínico com agonistas dopaminérgicos é o tratamento de eleição para os prolactinomas.

1. **(FMUSP-2022)** Mulher, 28 anos de idade, refere ter sido submetida à curetagem uterina por abortamento de 3 meses de gestação, há 6 meses. Desde o procedimento não apresentou menstruações. Nega gestações anteriores, nega uso de medicamentos ou procedimentos cirúrgicos. Qual é a imagem compatível com a principal hipótese diagnóstica?

A.

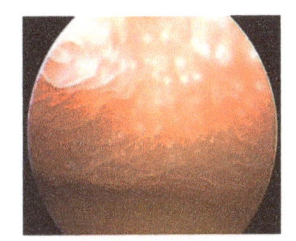

B.

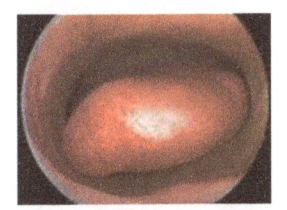

C.

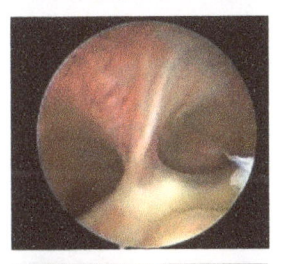

D.

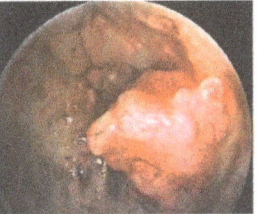

2. **(FMUSP-2022)** Mulher, 23 anos de idade, profissional de atletismo, apresenta fratura de estresse tibial. Refere que se encontra em amenorreia há 2 anos. Nuligesta, em uso de preservativo como contraceptivo. Teste de gravidez negativo. Na avaliação da fratura observou-se que apresenta baixa densidade mineral óssea. Além do tratamento específico da fratura, a paciente foi orientada para reprogramação de seus treinos e adaptação da dieta para maior ingesta energética. Qual a conduta mais adequada?

A. Contraceptivo hormonal combinado.

B. Bifosfonato.

C. Ingesta de doses elevadas de cálcio quelado.

D. Musculação.

3. **(UNICAMP-2022)** Adolescente, 16 anos de idade, vem à consulta por ainda não ter menstruado. Apresenta curva de crescimento de peso e altura dentro da normalidade e idade óssea de acordo com a idade cronológica. Tem uma irmã mais jovem que menstruou aos 12 anos. Exame físico: desenvolvimento mamário e pelos pubianos no estágio IV de Tanner e vulva de aspecto normal. O provável diagnóstico é:

A. Amenorreia primária; síndrome de Asherman.

B. Amenorreia primária; síndrome de Rokitansky.

C. Amenorreia secundária; síndrome de Swyer.

D. Amenorreia secundária; síndrome de Turner.

4. **(SUS-SP-2022)** Uma menina de 16 anos de idade está preocupada porque, diferentemente de suas amigas, ainda não apresentou menstruação. Ela possui fenótipo feminino, apesar de a genitália ser levemente infantilizada, o que a dificulta a ter relações sexuais. Procurou um ginecologista, que solicitou beta-hCG, ultrassono-grafia pélvica e dosagem de FSH. O primeiro mostrou-se negativo, o segundo revelou a presença de útero tópico de 20 cm³ de volume e o terceiro apresentou valor sérico de 40 mUI/mL. Com base nesse caso hipotético, é correto afirmar que

A. Se trata de um caso de hipogonadismo hipogonadotrófico.

B. Se faz necessária a realização de cariótipo para se afastar o diagnóstico de síndrome de Morris.

C. O diagnóstico mais provável é o de disgenesia gonadal.

**D.** Se trata de síndrome de Swyer, sendo o cariótipo XX.

**E.** O quadro é compatível com síndrome de Mayer-Rokitansky-Kuster-Hauser.

5. **(ENARE-2022) Assinale a alternativa com a associação correta entre a síndrome e o cariótipo.**

**A.** Síndrome de Sheehan = 45, XO.

**B.** Síndrome de Rokitansky = 47, XXX.

**C.** Síndrome de Morris = 46, XY.

**D.** Síndrome de Turner = 47, XX, +21.

**E.** Síndrome de Kallmann = 46, XY.

6. **(AMRIGS-2022) Paciente de 30 anos de idade vem com queixa de amenorreia secundária. Na sua história obstétrica, ela apresentava gesta 3, para 2, aborto 1. O pré-natal das duas gestações ocorreram sem intercorrências, e os partos foram a termo, um em 2005 e o outro em 2007. O abortamento ocorreu há 13 meses, sendo que o resultado da patologia identificou restos placentários com fragmentos de miométrio, em meio a vários coágulos. O médico solicitou uma histerossalpingografia. Com base na história, a imagem histerossalpingográfica mais provável de ser encontrada é:**

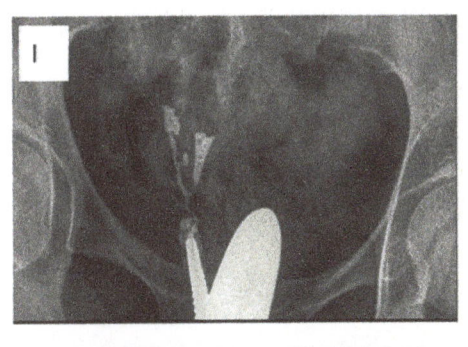
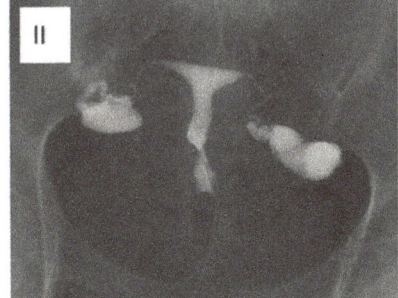
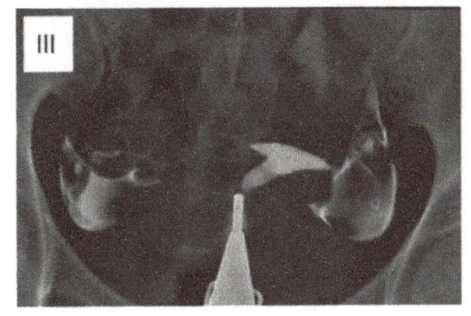
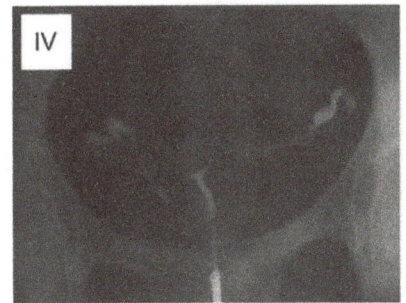

A. I.
B. II.
C. III.
D. IV.

**7.** (USP-RP-2021) Adolescente de 13 anos e 6 meses procurou atendimento ginecológico porque nunca menstruou. Paciente refere ausência do desenvolvimento das mamas e apresenta pilicação em axilas e vulva desde os 9 anos. Nega sangramento vaginal. Não teve sexarca e nega outras queixas. Exame físico: mucosas coradas, pressão arterial: 100/70 mmHg, estatura no percentil 50, índice de massa corporal: 21 kg/m$^2$, Tanner M1P3, genitália externa feminina e pré-púbere. Qual(is) possível(is) causa(s) justificaria(m) o desenvolvimento puberal dessa paciente?

A. Hiperplasia adrenal congênita ou hiperprolactinemia.
B. Trata-se de desenvolvimento puberal normal.
C. Disgenesia gonadal ou hipogonadismo hipogonadotrófico.
D. Malformação mülleriana ou feminilização testicular.

**8.** (IAMSPE-2021) Uma paciente de 20 anos de idade refere nunca ter menstruado. Tem desenvolvimento dos caracteres sexuais secundários (mamas e pelos pubianos) normais. O cariótipo é XX. O FSH, o LH e o estradiol plasmáticos são normais. Ao exame, a genitália externa é normal. Com base nessa situação hipotética, é correto afirmar que o diagnóstico mais provável é o de:

A. Puberdade tardia.
B. Disgenesia gonadal pura.
C. Síndrome de Turner.
D. Síndrome da anovulação crônica.
E. Síndrome de Mayer-Rokitansky-Kuster-Hauser.

**9.** (AMRIGS-2021) Em relação às amenorreias, analise as assertivas abaixo:

I. Na amenorreia da anorexia nervosa e perda de peso, há uma disfunção hormonal hipotalâmica.
II. Na amenorreia da síndrome de Rokitansky, há uma condição genética com mutação no gene que codifica receptores, causando alteração hormonal e ausência do útero.

III. Na amenorreia da síndrome de Morris, a causa é unicamente anatômica. ausência do útero.

IV. Na amenorreia da síndrome dos ovários policísticos, há integridade do eixo hipotálamo-hipófise-ovário e normogonadismo.

**Quais estão corretas?**

**A.** Apenas I e III.

**B.** Apenas I e IV.

**C.** Apenas II e IV.

**D.** Apenas I, II e III.

**10.** **(AMP-2021)** Adolescente, 17 anos de idade, queixa-se que nunca menstruou. Teve a primeira relação sexual há 4 meses e sentiu muita dor e repetiu 20 dias após e o mesmo repetiu-se. Nega comorbidades. Ao exame ginecológico observou-se mamas normoplásicas. Pilificação ginecoide, normodensa. Vaginometria 2 cm. A dosagem de FSH foi 8,37 mUI/mL (normal 7,7–21,5 mUI/mL); a de LH, 1,4 mUI/mL (normal 11,4–95,6 mUI/mL); e a de estradiol, 210,87 pg/mL. Ultrassom pélvico ginecológico descreve ausência de útero e ovários normais. Sobre esse caso, analise as assertivas abaixo.

I. Trata-se de síndrome de Mayer-Rokitansky-Kuster-Hause tipo II.

II. As dosagens hormonais demonstram ciclo ovulatório.

III. Trata-se de síndrome de Mayer-Rokitansky-Kuster-Hause tipo I.

IV. Indicada gonadectomia e reposição estrogênica.

V. Para vida sexual adequada, indica-se neovagina; para gravidez, transplante de útero.

**Estão corretas as assertivas:**

**A.** I e V apenas.

**B.** II e IV apenas.

**C.** I, II e IV apenas.

**D.** I, III e IV apenas.

**E.** II, III e V apenas.

**11.** **(AMRIGS-2020)** Menina de 18 anos de idade vem à consulta ginecológica com a mãe referindo ausência de menarca até então. Não iniciou a atividade sexual ainda. Ao exame físico, apresenta altura e peso adequados para a idade, mamas bem desenvolvidas, genitália normal com vulva sem pelos (ausência de pubarca) e leve abaulamento bilateral em região inguinal. Considerando a hipótese diagnóstica, analise as assertivas abaixo:

I. O cariótipo da paciente é XX.

II. O tratamento consiste na gonadectomia bilateral e reposição de estrogênio.

III. A paciente poderá ter dificuldades na relação sexual, uma vez que a vagina é mais curta neste caso.

**Quais estão corretas?**

**A.** Apenas I e II.

**B.** Apenas I e III.

**C.** Apenas II e III.

**D.** I, II e III.

**12.** (UNICAMP-2019) Mulher, 27 anos de idade, conta que não voltou a menstruar após interromper uso do anticoncepcional oral combinado há dez meses. Refere aumento de pelos no corpo. Exame físico: IMC = 26 kg/m$^2$; PA = 100 x 60 mmHg; cintura abdominal = 80 cm; acne grau 2; índice de Ferriman-Gallwey = 14; exame ginecológico: normal. Beta-hCG negativo; TSH = 1,961 mUI/mL; T4L = 1,3 ng/dL; prolactina = 7,79 ng/mL; FSH = 6 mUI/mL. O diagnóstico é:

**A.** Insuficiência ovariana prematura.

**B.** Síndrome de Sheehan.

**C.** Anovulação crônica hiperandrogênica.

**D.** Síndrome de Asherman.

**13.** (SCMSP-2019) Uma mulher de 34 anos de idade procurou o serviço médico com quadro de amenorreia secundária. Foi realizado o teste da progesterona e o resultado foi negativo. Foi prescrita pílula combinada, com a presença de sangramento vaginal na pausa. A investigação foi complementada com os exames: FSH, com valor de 45 mUI/mL, que, repetido depois de um mês, apresentou o valor de 43 mUI/mL, TSH normal, prolactina normal e beta-hCG negativo.

**Acerca desse caso hipotético, assinale a alternativa correta.**

**A.** Caso a terapia de reposição hormonal seja prescrita, ela será utilizada por apenas cinco anos, considerando-se seu risco-benefício, uma vez que a paciente tem 34 anos de idade.

**B.** Pacientes que tenham essa doença podem apresentar queixas de ondas de calor que surgem antes da manifestação da irregularidade menstrual.

**C.** O risco de gravidez é extremamente baixo. Sendo assim, mesmo nas pacientes que não desejam engravidar, deve-se contraindicar a pílula combinada e utilizar a terapia de reposição hormonal de baixa dosagem.

**D.** Ao contrário da menopausa natural, o impacto ósseo nessa paciente é inexistente.

**E.** Ao contrário da menopausa natural, não há evidências do impacto dessa doença no humor das pacientes.

**14.** (IAMSPE-2019) Paciente de 16 anos de idade, com caracteres sexuais secundários não desenvolvidos foi levada pela mãe ao ginecologista por amenorreia primária. O exame da genitália externa revelou desenvolvimento infantil e hímen íntegro. Foi medicada com progestagênio por 10 dias e não menstruou. Ao ser medicada com estrogênio e progesterona, menstruou. A hipótese diagnóstica mais provável é:

**A.** Síndrome de Turner.

**B.** Síndrome de Morris.

**C.** Síndrome de Rokitansky.

**D.** Síndrome de Savage.

**E.** Síndrome de Asherman.

**15.** (AMRIGS-2019) Mãe procura atendimento ginecológico porque sua filha de 18 anos ainda não menstruou. No exame clínico, a paciente pesa 70 kg e mede 1,77 m e identificam-se caracteres sexuais secundários normais (classificação de Tanner: M5P5). O exame do abdome e da genitália externa não apresenta alterações. Em relação ao caso da paciente, analise as assertivas abaixo:

**I.** A hipótese diagnóstica é síndrome de Turner e espera-se encontrar níveis séricos elevados de FSH.

**II.** O primeiro exame a ser solicitado é o cariótipo.

**III.** A agenesia uterovaginal pode explicar a amenorreia primária com níveis de esteroides adequados.

**Quais estão corretas?**

**A.** Apenas I.

**B.** Apenas II.

**C.** Apenas III.

**D.** Apenas I e III.

**E.** I, II e III.

**16.** **(SUS-SP-2018)** Das síndromes abaixo relacionadas, apresenta amenorreia primária e incapacidade para ter relações sexuais, respectivamente:

**A.** Síndrome de Cushing – hiperandrogenismo e obstrução do canal vaginal.

**B.** Síndrome de Rokitansky-Kuster-Hauser – agenesia uterina e do 1/3 superior da vagina.

**C.** Síndrome de Asherman – atrofia da cavidade endometrial e do introito vaginal.

**D.** Síndrome de Stein-Leventhal – síndrome de ovários policísticos e masculinização dos órgãos genitais externos.

**E.** Síndrome de Chiari-Frommel – agenesia dos órgãos genitais internos e externos femininos.

**17.** **(IAMSPE-2018)** Mãe leva filha de 16 anos de idade ao ginecologista com história de a filha nunca ter menstruado. Ao exame físico, o desenvolvimento mamário é classificado como M1, os pelos pubianos como P1. A dosagem plasmática revelou estradiol baixo e FSH e LH elevados. A ultrassonografia pélvica revela útero presente com 15 cc e ovários não visibilizados. O cariótipo solicitado foi XX. O provável diagnóstico nesse caso é:

**A.** Digenesia gonadal pura.

**B.** Síndrome de Turner.

**C.** Síndrome de Morris.

**D.** Síndrome de Savage.

**E.** Síndrome de Stein-Leventhal.

**18.** **(HCPA-2018)** Associe as situações clínicas (coluna da esquerda) aos padrões esperados de gonadotrofinas (coluna da direita).

| | |
|---|---|
| 1 – Menopausa precoce | (   ) Níveis de gonadotrofinas elevados |
| 2 – Síndrome de Turner | (   ) Níveis de gonadotrofinas normais |
| 3 – Agenesia uterina (síndrome de Rokitansky) | (   ) Níveis de gonadotrofinas baixos |
| 4 – Síndrome dos ovários policísticos | |
| 5 – Tumor com compressão da haste hipofisária | |

A sequência numérica correta, de cima para baixo, da coluna da direita, é:

**A.** 1 – 3 – 2.

**B.** 2 – 3 – 5.

**C.** 2 – 5 – 4.

**D.** 3 – 4 – 1.

**E.** 4 – 2 – 3.

**19.** (UNIFESP-2017) Menina de 17 anos de idade refere que nunca menstruou. Ao exame físico, observam-se mamas em estádio M1 e pelos pubianos em estádio P1. A dosagem de FSH está aumentada. Nesse caso, a amenorreia pode ser causada por:

**A.** Disgenesia gonadal pura.
**B.** Síndrome de insensibilidade aos androgênios.
**C.** Agenesia mülleriana.
**D.** Atraso constitucional do crescimento.
**E.** Síndrome dos ovários policísticos.

**20.** (PSU-MG-2017) Em relação às causas de amenorreia em mulheres com caracteres sexuais secundários presentes e/ou anormalidades da anatomia pélvica, listadas abaixo, assinale a alternativa ERRADA:

**A.** Agenesia vaginal com anormalidades variáveis do ducto de Müller.
**B.** Bloqueio transversal do sistema mülleriano.
**C.** Digenesia gonadal pura.
**D.** Insensibilidade androgênica congênita completa.

**21.** (AMP-2017) Adolescente, 15 anos de idade, ainda não menstruou. Possui caracteres sexuais secundários. Os testes de progesterona e estrogênio foram negativos. Os testes hormonais, como os realizados nessa paciente, são negativos nas seguintes doenças, com EXCEÇÃO de:

**A.** Hímen imperfurado.
**B.** Septo vaginal longitudinal.
**C.** Síndrome de Asherman total.
**D.** Insensibilidade androgênica total.
**E.** Síndrome Mayer-Rokitansky-Kuster-Hauser.

**22.** (IAMSPE-2017) Paciente de 19 anos de idade vem à consulta ginecológica referindo nunca ter menstruado, não conseguir ter relações sexuais e ter muita dor na tentativa de penetração. Ao exame físico, as mamas tinham desenvolvimento normal e os pelos pubianos e axilares eram escassos. A genitália externa era normal, com vagina muito curta e em fundo cego. A ultrassonografia pélvica revelou ausência do útero. Nas regiões inguinais, a paciente apresentava dois nódulos endurecidos de 2 a 3 cm, pouco móveis. Foi realizado cariótipo da paciente, cujo par de cromossomos sexuais revelou ser XY. Considerando esses dados, a principal hipótese diagnóstica é:

A. Síndrome de Morris.
B. Síndrome de Rokitansky.
C. Síndrome de Savage.
D. Síndrome de Stein-Leventhal.
E. Digenesia gonadal pura.

23. **(FMUSP-2017)** Mulher de 27 anos de idade, maratonista, 1G 1P (vaginal há 7 anos), utilizava dispositivo intrauterino (DIU) liberador de progestagênio até há 8 meses, quando o retirou por desejo pessoal. Desde então, permanece com seu treinamento habitual e utiliza preservativo como contraceptivo. Queixa-se de não ter apresentado fluxo menstrual desde a retirada do DIU. Exame de beta-hCG negativo. Foi medicada com medroxiprogesterona 10 mg ao dia por 10 dias, sem apresentar sangramento genital. Dosagem de FSH = 1,2 mUI/mL e de LH = 2,1 mUI/mL. Ressonância magnética de sela túrcica normal. A principal hipótese diagnóstica para a origem do quadro de amenorreia é:

A. Hipófise.
B. Hipotálamo.
C. Ovários.
D. Útero.

24. **(AMRIGS-2017)** Menina de 17 anos com amenorreia primária e desenvolvimento normal dos caracteres sexuais secundários foi submetida ao teste do progestogênio o qual foi negativo. Em seguida, realizou-se estímulo com estrogênio + progestágeno e também não houve sangramento. Qual a hipótese diagnóstica?

A. Disgenesia gonadal pura.
B. Síndrome dos ovários policísticos.
C. Síndrome de Rokitansky.
D. Anovulação crônica.
E. Síndrome de Turner.

25. **(HCPA-2017)** Paciente de 34 anos veio à consulta por amenorreia secundária. Em sua história clínica constava, como único fato relevante, uma curetagem uterina por abortamento espontâneo realizada há 6 meses, cujo exame patológico indicou restos ovulares, restos deciduais e miométrio. Ao exame físico, não apresentava

anormalidades. Após obter o resultado negativo para o hCG, o médico solicitou dosagens de TSH e prolactina, que foram normais. Posteriormente, foi realizado o teste de progesterona (P) seguido pelo teste de progesterona com estrogênio (P+E) e, por fim, uma histerossalpingografia. Com base na hipótese diagnóstica e na sequência dos exames realizados, pode-se afirmar que:

A. Os testes de P e de P+E foram negativos; a histerossalpingografia identificou sinéquias uterinas, provável causa da amenorreia secundária.

B. Os testes de P e de P+E foram negativos; a histerossalpingografia identificou hidrossalpinge bilateral, provável causa da amenorreia secundária.

C. Os testes de P e de P+E foram positivos; a histerossalpingografia identificou sinéquias uterinas, provável causa da amenorreia secundária.

D. O teste de P foi negativo, e o de P+E, positivo; a histerossalpingografia identificou sinéquias uterinas, provável causa da amenorreia secundária.

E. O teste de P foi negativo, e o de P+E, positivo; a histerossalpingografia identificou hidrossalpinge bilateral, provável causa da amenorreia secundária.

26. (HCPA-2017) Paciente de 15 anos e 6 meses, com 1,62 m e 55 kg, consultou por ainda não ter menstruado. A irmã menstruara aos 14 anos, e a mãe, aos 15 anos. Relatou apresentar excelente desempenho escolar e jogar handebol por sua escola. Estava preocupada porque todas as colegas já tinham menstruado. A telarca ocorreu aos 11 anos, a pubarca aos 13 e houve crescimento de 7 cm no último ano. Os caracteres sexuais secundários estão em M4 e P4 pelos critérios de Tanner. O exame ginecológico revelou pelos de distribuição ginecoide e hímen pérvio. Qual a conduta mais adequada neste momento?

A. Solicitar dosagem de LH e FSH e realizar raio X de punhos para a idade óssea.

B. Solicitar ultrassonografia pélvica e dosagem de LH e FSH.

C. Iniciar terapia hormonal combinada imediatamente para evitar ganho estatural exagerado.

D. Tranquilizar a paciente e solicitar ultrassonografia pélvica.

E. Tranquilizar a paciente e orientar retorno em 6 meses.

27. (SUS-SP-2016) Paciente de 14 anos de idade vem em consulta com queixa de ainda não ter menstruado. Não refere nenhum antecedente pessoal ou familiar significativo. Ao exame físico, apresenta estágio puberal M4 e P4 de Tanner. O médico deve:

A. Solicitar pesquisa de cromossomo Y por suspeita de disgenesia gonadal.
B. Esclarecer que ela deve menstruar logo, não sendo necessário nenhum exame subsidiário.
C. Solicitar FSH e LH para investigar amenorreia hipogonadotrófica.
D. Solicitar cariótipo para suspeita de síndrome de Turner.
E. Pedir para retornar em 6 meses, caso não tenha menstruado, iniciar investigação.

28. (UNICAMP-2016) Mulher, 18 anos de idade, com amenorreia há 4 meses tendo anteriormente ciclos menstruais regulares. Não faz uso de medicação. Nega atividade sexual. Relata estar muito ansiosa, pois irá prestar vestibular no próximo mês. Traz ultrasso-nografia pélvica e dosagem de prolactina e TSH, todos normais. Trata-se de:

A. Amenorreia hipotalâmica e GnRH com pulsatilidade reduzida.
B. Síndrome de Sheehan e dosagem de FSH elevada.
C. Menopausa precoce e dosagem de FSH elevada.
D. Síndrome dos ovários policísticos e dosagem de estradiol elevada.

29. (HCPA-2016) Paciente de 30 anos de idade, assintomática, com IMC de 24 kg/m², consultou por pretender gestar. Há 6 meses inter-rompeu o anticoncepcional oral combinado que usava desde os 17 anos, não tendo mais menstruado. Exercitava-se regularmente (corrida de 4 km, 3 vezes/semana). O exame ginecológico foi nor-mal. Foi-lhe prescrita progesterona por 5 dias, que não provocou sangramento uterino. Exames laboratoriais revelaram níveis de FSH e LH altos, nível de prolactina normal, níveis de TSH no limite superior normal e de T4 normal. Qual a hipótese diagnóstica mais provável?

A. Síndrome de ovários policísticos.
B. Amenorreia hipotalâmica.
C. Falência ovariana precoce.
D. Hiperplasia adrenal congênita.
E. Amenorreia pós-pílula.

30. (PUCRS-2016) Adolescente, 16 anos de idade, consulta por ainda não haver menstruado. Ao exame físico, apresenta caracteres sexuais secundários. Traz ecografia pélvica, que descreve ausência de útero e testosterona sérica em níveis dentro da normalidade. Qual a hipótese diagnóstica mais provável?

A. Insensibilidade androgênica.
B. Hiperplasia adrenal congênita.
C. Síndrome de Rokitansky.
D. Disgenesia gonadal.
E. Agonadismo.

31. **(HIAE-2015) São causas de amenorreia secundária, EXCETO:**
A. Hiperprolactinemia.
B. Síndrome de Mayer-Rokitansky-Kuster-Hauser.
C. Síndrome dos ovários policísticos.
D. Síndrome de Asherman.

32. **(UFRJ-2014) Adolescente, 16 anos de idade, procurou atendimento médico por ainda não ter menstruado. Vida sexual ativa. Refere dor à penetração, não conseguindo consumar o ato sexual. Exame físico: desenvolvimento das mamas e pelos pubianos estágio V de Tanner e vagina em fundo cego. O diagnóstico e o cariótipo esperados são:**
A. Disgenesia gonadal pura; 46, XX.
B. Síndrome de Swyer; 46, XY.
C. Síndrome de Rokitansky; 46, XX.
D. Insensibilidade androgênica; 46, XY.

33. **(SUS-SP-2014) Mulher de 27 anos apresenta amenorreia há 4 meses, sem outras queixas. Refere menarca aos 14 anos, com ciclos regulares até um ano atrás, quando os intervalos começaram a ficar mais longos. Nunca engravidou. Atualmente sem vida sexual. Nega doenças associadas, uso de medicações ou internações hospitalares. Nega ganho de peso, queda de cabelo, acne ou aumento de pelos. Pratica atividade física diária intensa (corrida, musculação e ciclismo), nega tabagismo. Ao exame físico, apresenta: altura 1,65 m, peso 50,0 kg, pressão arterial 100 × 60 mmHg, mamas sem alterações, abdome indolor à palpação, órgãos genitais externos com pilificação adequada, colo uterino epitelizado e secreção vaginal fisiológica ao exame especular. Na investigação diagnóstica, apresentou os seguintes resultados:**
- dosagem de prolactina normal;
- beta-hCG sérico negativo;
- FSH e LH séricos diminuídos;

- estrogênio sérico diminuído;
- níveis séricos de androgênios normais;
- ressonância nuclear magnética de crânio normal;
- ultrassonografia pélvica transvaginal: útero em anteversoflexão, com miométrio homogêneo e volume de 80 cm³; eco endometrial de 3 mm; ovários direito e esquerdo com 3 cm³ de volume.

Diante do quadro exposto, a paciente em questão apresenta:

A. Hipogonadismo hipergonadotrófico.
B. Malformação uterina.
C. Síndrome dos ovários policísticos.
D. Hipogonadismo hipogonadotrófico.
E. Síndrome de Sheehan.

34. (SMS-SP-2014) Mulher de 24 anos de idade apresenta amenorreia há seis meses, sem outras queixas. Refere menarca aos 14 anos, com ciclos regulares até um ano atrás, quando os intervalos começaram a ficar longos. Nunca engravidou. Nega doenças associadas ou uso de medicações. Nega ganho de peso, queda de cabelo, acne ou aumento de pelos. Nega tabagismo. Não pratica atividade física. Ao exame físico, apresenta: altura 1,50 m, peso 54,0 kg, PA: 110 × 70 mmHg, mamas sem alterações, abdome indolor à palpação e órgãos genitais externos com pilificação adequada. Ao exame especular, colo uterino epitelizado e secreção vaginal fisiológica. Na investigação diagnóstica, apresentou os seguintes resultados:

- prolactina: 18 mcg/mL (referência: < 31 mcg/mL);
- beta-hCG negativo;
- TSH: 2,5 mUI/L (referência: 0,3 a 4,0 UI/L);
- FSH: 78 mUI/mL (referência: 2 a 30 mUI/mL);
- LH: 60 mUI/mL (referência: 2 a 50 mUI/mL);
- estradiol: 30 pg/mL (fase folicular: 13 a 166 pg/mL);
- níveis séricos de androgênios: normais;
- radiografia de tórax: normal;
- ultrassom transvaginal: útero de volume normal, eco endometrial de 4 mm e anexos não visibilizados.

Diante do quadro exposto, a melhor conduta:

A. Observação clínica.
B. Indicar histeroscopia.
C. Solicitar cariótipo e pesquisa de doenças autoimunes.
D. Solicitar ressonância magnética de crânio.

**E.** Realizar teste do progestagênio.

**35.** **(SMS-SP-2014)** A associação síndrome – cariótipo – alterações feno-típicas correta é:

**A.** Hiperplasia congênita de suprarrenal – 46, XX – testículos na região inguinal.

**B.** Útero didelfo – 46, XY – falência na fusão dos ductos de Müller.

**C.** Síndrome de Turner – 45, X – desenvolvimento de caracteres sexuais secundários normais.

**D.** Síndrome de Mayer-Rokitansky-Küster-Hauser – 46, XY – agenesia de vagina e útero rudimentar ou ausente.

**E.** Síndrome de Morris – 46XY – genitália externa feminina.

**36.** **(SMS-SP-2014)** Mulher de 20 anos de idade apresenta amenorreia há 4 meses. Refere irregularidade menstrual, com tendência a atrasos, há um ano. Nega doenças associadas, ganho de peso, aumento de pelos, acne ou queda de cabelo. Nega uso de medicações. Nega antecedentes familiares relevantes. Refere menarca aos 11 anos e ciclos regulares até um ano atrás. Primeira relação sexual aos 17 anos e faz uso de *condom* como método contraceptivo. Nunca engravidou. Ao exame físico apresenta saída de secreção leitosa em pequena quantidade por ambas as papilas mamárias. Não apresenta dor ou outras alterações mamárias. Restante do exame físico sem alterações. É fundamental para iniciar a investigação diagnóstica:

**A.** Dosagem de beta-hCG, prolactina e TSH.

**B.** Dosagem de beta-hCG, prolactina e citologia oncótica da descarga papilar.

**C.** Dosagem de prolactina, FSH, E2 e LH.

**D.** Dosagem de prolactina, mamografia e ultrassom de mamas.

**E.** Dosagem de prolactina e ressonância nuclear magnética de crânio.

**37.** **(AMRIGS-2014)** Adolescente, 15 anos de idade, com ausência do desenvolvimento dos caracteres sexuais secundários e amenorreia primária vem para avaliação. As gonadotrofinas encontram-se ele-vadas. Analise as afirmações abaixo com relação ao caso clínico descrito.

**I.** Trata-se de atraso puberal.

**II.** Deve-se solicitar estradiol sérico e ultrassonografia pélvica.

**III.** É indispensável cariótipo para elucidação diagnóstica e conduta adequada.

Quais estão corretas?

A. Apenas I.
B. Apenas II.
C. Apenas III.
D. Apenas I e III.
E. I, II e III.

38. (UNICAMP-2013) Mulher, 38 anos de idade, G3P3, último parto há 10 anos, apresenta amenorreia secundária há 6 meses. Nega acne e aumento de pilificação. Conta menarca aos 13 anos, com ciclos regulares. Utiliza dispositivo intrauterino de cobre há 10 anos. A avaliação inicial é:

A. Determinação dos níveis séricos de FSH, LH, TSH e prolactina.
B. Teste com progestágeno e determinação dos níveis séricos de TSH e prolactina.
C. Teste com progestágeno e determinação dos níveis séricos de FSH e TSH.
D. Determinação dos níveis séricos de FSH, LH, estradiol e TSH.

39. (SCMSP-2013) S.Q.S., sexo feminino, 30 anos de idade, apresentou quadro de amenorreia, atrofia dos órgãos genitais externos, queda de pelos, astenia e fenômenos distróficos cutâneos, após parto vaginal do seu último filho há 2 anos. O mesmo foi complicado por atonia uterina com hemorragia volumosa, necessitando histerectomia puerperal. Diante desta sintomatologia, estamos frente a:

A. Síndrome de Kallmann.
B. Síndrome de Sheehan.
C. Hipotireoidismo.
D. Anovulação crônica.
E. Hiperprolactinemia.

40. (PSU-MG-2013) Em relação aos quadros clínicos ou laboratoriais encontrados na síndrome de Morris ou feminilização testicular (insensibilidade completa aos andrógenos), assinale a alternativa INCORRETA:

A. Ausência de útero e ovários e presença de testículos.
B. Cariótipo 46, XY e células de Leydig normais.
C. Genitália externa feminina normal.
D. Vagina normal e pelos pubianos na adolescência.

**41. (AMRIGS-2013)** São exames complementares recomendados na investigação inicial da amenorreia secundária:

**A.** LH, FSH e progesterona.

**B.** Beta-hCG, LH e FSH.

**C.** Beta-hCG, TSH e prolactina.

**D.** Beta-hCG e ultrassonografia transvaginal.

**E.** Testosterona total, 17(OH)-progesterona e prolactina.

## GABARITO

| | | | | |
|---|---|---|---|---|
| 1. C | 10. E | 19. A | 28. A | 37. C |
| 2. A | 11. C | 20. C | 29. C | 38. B |
| 3. B | 12. C | 21. B | 30. C | 39. B |
| 4. C | 13. B | 22. A | 31. B | 40. D |
| 5. C | 14. A | 23. B | 32. C | 41. C |
| 6. A | 15. C | 24. C | 33. D | |
| 7. C | 16. B | 25. A | 34. C | |
| 8. E | 17. A | 26. E | 35. E | |
| 9. B | 18. B | 27. B | 36. A | |

## PONTOS-CHAVE – AMENORREIAS

▶ Em função da diminuição da idade média da menarca ao longo de várias décadas, a amenorreia primária sofreu atualização na sua definição.

▶ A amenorreia primária é, atualmente, definida como a ausência de menstruação aos 13 anos de idade, quando não há desenvolvimento dos caracteres sexuais secundários, ou aos 15 anos de idade, na presença de caracteres sexuais secundários normais.

▶ A amenorreia secundária é a ausência de fluxo menstrual por três meses consecutivos em mulheres com ciclos menstruais regulares prévios ou por seis meses naquelas que apresentavam, anteriormente, intervalo menstrual maior de 35 dias.

▶ A OMS descreveu três classes de amenorreia, o que ajuda na classificação etiológica. O grupo 1 (hipogonadismo hipogonadotrófico) inclui mulheres sem qualquer evidência de produção endógena de estrogênio e que apresentam níveis normais ou baixos de FSH, níveis normais de prolactina e ausência de lesão do eixo hipotálamo-hipófise. O grupo 2 (anovulação normogonadotrófica) está associado a evidências de produção de estrogênio e níveis normais de prolactina e de FSH. O grupo 3 (hipogonadismo hipergonadotrófico) inclui mulheres com níveis séricos elevados de FSH, indicando insuficiência ou falência gonadal. Um quarto grupo (anovulação hiperprolactinêmica), não incluída originalmente na classificação, foi acrescentada para incluir especificamente as mulheres com anovulação por hiperprolactinemia.

▶ Na amenorreia primária com hipogonadismo hipergonadotrófico, deve-se solicitar cariótipo em razão da associação comum com disgenesia gonadal, sendo a mais comum a síndrome de Turner.

▶ A amenorreia primária como consequência do hipogonadismo hipogonadotrófico ocorre quando o hipotálamo é incapaz de secretar quantidades adequadas de GnRH ou, então, quando há um distúrbio hipofisário associado à produção ou à liberação inadequadas de gonadotrofinas. Nessa situação, podem-se citar o atraso constitucional da puberdade, a síndrome de Kallmann e os tumores do sistema nervoso central.

▶ A amenorreia primária em mulheres com caracteres sexuais secundários normais ocorre em virtude da anormalidade congênita dos órgãos reprodutivos femininos (bloqueio do trato de saída ou ausência de útero funcional) ou, raramente, da anovulação crônica, que é mais comum como causa de amenorreia secundária.

▶ Nas pacientes com amenorreia primária associada à ausência de caracteres sexuais secundários, o exame laboratorial inicial deve ser a determinação dos níveis séricos de FSH e LH, para diferenciar o hipogonadismo hipergonadotrófico do hipogonadotrófico.

▶ Nas pacientes com amenorreia primária e caracteres sexuais secundários normais, a etapa mais importante consiste em determinar a presença de útero. Na ausência de útero e/ou vagina, deve-se solicitar cariótipo para diferenciação entre agenesia mülleriana (cariótipo XX) de insensibilidade androgênica completa (cariótipo XY).

▶ Entre as causas de amenorreia secundária, as mais comuns são: gravidez, SOP, hiperprolactinemia, doença da tireoide, insuficiência ovariana prematura e disfunção hipotalâmica, geralmente causadas por doenças crônicas, desnutrição, estresse, transtornos psiquiátricos, transtornos alimentares e excesso de exercício físico.

▶ É imperioso afastar gravidez em todas as mulheres em idade fértil com amenorreia secundária.

▶ Faz parte da avaliação inicial da amenorreia secundária: beta-hCG, avaliação clínica do estado estrogênico, TSH, prolactina e FSH.

▶ As medidas terapêuticas podem incluir tratamentos específicos (clínicos ou cirúrgicos), com o objetivo de corrigir a causa primária de amenorreia, terapia hormonal, para iniciar e manter os caracteres sexuais secundários e proporcionar alívio sintomático, tratamentos para maximizar e manter a massa óssea e, por fim, indução da ovulação, no caso de pacientes que desejam engravidar.

# INFERTILIDADE E REPRODUÇÃO ASSISTIDA

1. **(USP-RP-2022)** Nuligesta, 28 anos de idade, deseja engravidar. Refere relações sexuais 3 vezes por semana, sem uso de métodos contraceptivos, há 2 anos. Ciclos menstruais com intervalos variados, geralmente superiores a 45 dias, 6 a 10 dias de duração e fluxo normal. Refere acne e aumento de pilificação após suspender o uso de anticoncepcional combinado oral. Esposo de 30 anos, saudável. Ao exame físico: acne em face, abdome e região dorsal. Peso = 68 kg; altura = 1,66 m; IMC = 24,7 kg/m²; cintura = 83 cm; Ferriman = 6. Exame ginecológico sem alterações. Exames laboratoriais do casal: normais. Qual a melhor conduta?

A. Indução da ovulação com clomifeno para inseminação intrauterina.

B. Estimulação ovariana com gonadotrofinas para fertilização *in vitro*.

C. Cirurgia laparoscópica ovariana para coito natural.

D. Indução da ovulação com letrozol para coito programado.

2. **(FMUSP-2022)** Mulher de 30 anos de idade está em processo de fertilização *in vitro*. Recebeu estimulação hormonal para estimulação ovariana, com boa resposta e o desenvolvimento de múltiplos folículos/oócitos e desenvolvimento acentuado de ambos os ovários. Qual a principal complicação associada a este procedimento?

A. Endometrite.

B. Ascite e derrame pleural.

C. Ooforite.

D. Gemelaridade.

3. **(UFRJ-2022)** Atualmente, é notório que muitos casais postergam o momento de ter o primeiro filho. As razões são as mais diversas, contudo, sabe-se que, devido à fisiologia ovariana, os óvulos diminuem em qualidade e quantidade com o passar do tempo. Pode-se

afirmar que os principais marcadores de reserva ovariana, qualitativa e quantitativa, são, respectivamente:

A. A contagem de folículos antrais e o nível de hormônio folículo estimulante (FSH).
B. A idade e o nível do hormônio antimülleriano.
C. O nível de inibina B e o valor da relação hormônio luteinizante/FSH.
D. A regularidade menstrual e o nível de estradiol.

4. (SUS-SP-2022) Um casal heterossexual de 30 anos de idade vem tentando engravidar, há mais de dois anos, sem sucesso. Já foi realizado o espermograma do homem e este apresentou-se normal. A mulher tem ciclos regulares, inclusive com sintomas pré-menstruais, todavia apresentava antecedente de tratamento de "infecção uterina". Foi solicitada, então, uma histerossalpingografia, que revelou obstrução tubária bilateral, impossível de ser revertida com laparoscopia e histeroscopia a serem realizadas posteriormente. Com base nesse caso hipotético, assinale a alternativa correta.

A. Trata-se de condição em que o diagnóstico genético pré-implantacional do embrião é impositivo.
B. Deve-se realizar, inicialmente, um coito programado, precedido de estímulo à ovulação.
C. A inseminação é a primeira opção terapêutica.
D. Dado o antecedente infeccioso, será necessário utilizar um útero de substituição.
E. O tratamento inicial, visando à gestação, deve ser a fertilização *in vitro*.

5. (SCMSP-2022) Um paciente apresenta espermograma com as seguintes características: volume – 3 mL; concentração – 12.000.000 espermatozoides por mL; motilidade A + B = 40%; e morfologia estrita de Kruger de 1%. Com base nesse caso hipotético, é correto afirmar que o laudo do exame é de:

A. Oligoastenoteratozoospermia.
B. Oligoteratozoospermia.
C. Oligoastenozoospermia.
D. Hipoteratozoospermia.
E. Astenospermia.

6. (PSU-MG-2022) Casal procura atendimento com desejo de engravidar. Estão sem contracepção há 1 ano e 6 meses. Ela, 35 anos e

nuligesta, tem história de ciclos menstruais regulares, com fluxo moderado e dismenorreia, que se intensificou no último ano. Ele, 34 anos e um filho de outro relacionamento, relata história de hérnia inguinal unilateral corrigida cirurgicamente na infância. Qual das afirmativas abaixo está correta, considerando os exames iniciais para avaliação e identificação de possível causa de infertilidade desse casal?

A. Dosagem de FSH está indicada e pode ser realizada em qualquer dia do ciclo menstrual.

B. Endometriose é um provável diagnóstico e o exame padrão-ouro para o seu diagnóstico é a ressonância magnética.

C. Histerossalpingografia apresenta alta sensibilidade para detecção de oclusão tubária.

D. Espermograma não faz parte da propedêutica inicial, nos casos em que o parceiro já tenha sido pai de um filho.

7. **(HSL-SP-2022) Mulher de 25 anos de idade teve diagnóstico de endometriose peritoneal durante laparoscopia indicada por dismenorreia há 2 meses. Nesse procedimento, foram cauterizados focos superficiais e realizada cromotubagem, que mostrou tubas pérvias. Como ela pretende engravidar a partir de agora, recomenda-se:**

A. Liberar o casal para tentar a gestação.

B. Sugerir inseminação intrauterina pela infertilidade relacionada à endometriose.

C. Indicar gestrinona por 6 meses antes de tentar engravidar.

D. Indicar uma dose de análogo de GnRh de duração de um mês.

E. Realizar histerossalpingografia e espermograma para avaliar outros fatores de infertilidade.

8. **(HIAE-2022) Mulher de 35 anos de idade tenta engravidar há 12 meses. O casal foi investigado e constatou-se infertilidade por anovulação crônica. Ela encontra-se com sobrepeso e tem diagnóstico de síndrome dos ovários policísticos. A conduta mais adequada, dentre as abaixo, é.**

A. Indução de ovulação com letrozol.

B. Inseminação artificial.

C. Ooforoplastia em cunha.

D. Fertilização *in vitro*.

9. **(AMRIGS-2022)** Analise as assertivas abaixo em relação à propedêutica do casal infértil.

I. A biópsia de endométrio não é um método preciso da ovulação em mulheres inférteis.

II. A histerossalpingografia é considerada padrão-ouro para o diagnóstico da permeabilidade tubária.

III. A histerossonografia é o método definitivo e considerado padrão-ouro para o diagnóstico e o tratamento das patologias intrauterinas.

Quais estão corretas?

A. Apenas I.
B. Apenas III.
C. Apenas I e II.
D. I, II e III.

10. **(PUCRS-2022)** Mulher, 36 anos de idade, consulta por dificuldade de engravidar. Tem história de ter tido gonorreia com 28 anos. Seu parceiro sexual realizou espermograma, cujo resultado foi normal. Na consulta médica, foi indicado realizar uma histerossalpingografia (HSG). Em relação à HSG, afirma-se:

I. Esse método é considerado padrão-ouro no diagnóstico do fator tubário e peritoneal.

II. O contraste injetado permite visualizar a cavidade uterina, a permeabilidade das trompas e o posicionamento dos ovários.

III. O exame pode determinar aumento dos índices de gravidez após a sua realização, resultando em aumento das taxas de nascidos vivos.

Está/estão correta(s) apenas a(s) afirmativa(s)

A. I.
B. III.
C. I e II.
D. II e III.

11. **(USP-RP-2021)** Mulher de 28 anos, nuligesta, parou o uso de anticoncepcional há 2 anos para engravidar após 10 anos de uso, mas desde então está em amenorreia. Refere menarca aos 12 anos, com ciclos regulares, sem dismenorreia. Ao exame físico: índice de massa corporal = 22 kg/m²; exame ginecológico com mucosa pálida e com redução do preguamento vaginal. Foram solicitados exames complementares: FSH (hormônio folículo-estimulante) = 76 mLU/mL (VN = 2,8 a 10,5 mLU/mL); TSH (hormônio

estimulador da tireoide) = 1,2 mLU/mL (VN = 0,4 a 4,0 mlU/mL); PRL (prolactina) = 12,0 ng/dL (VN < 25 ng/dL). Espermograma do parceiro: normal. Histerossalpingografia: trompas pérvias bilateralmente. Ultrassonografia transvaginal: útero com 12 cm$^3$ de volume, espessura endometrial com 3 mm, ovário direito = 2,3 cm$^3$ e ovário esquerdo = 1,8 cm$^3$. Cariótipo: 46, XX (60%), 45, X0 (40%). Rastreio para outras doenças negativo. Qual a conduta mais adequada?

A. Indução de ovulação com indutores orais para coito programado.
B. Estimulação de ovulação com gonadotrofinas para fertilização *in vitro*.
C. Fertilização *in vitro* com oócitos de doadora anônima.
D. A gestação deve ser contraindicada.

**12. (UNIFESP-2021)** Na avaliação de um casal infértil, para investigação da reserva ovariana, utiliza-se a dosagem de:

A. FSH na fase lútea.
B. Prolactina em repouso.
C. Hormônio antimülleriano.
D. Hormônios tireoidianos.

**13. (UFRJ-2021)** Casal comparece a consulta, pois estão tentando engravidar há 5 meses, sem sucesso. Mulher, 30 anos, nuligesta, nega comorbidades ou cirurgias. Nega uso de medicações; ciclos menstruais regulares e indolores. Homem, 39 anos, possui 2 filhos de relacionamento anterior (2 e 4 anos). Nega comorbidades; nega cirurgias. A conduta mais adequada, inicial, para esse casal é:

A. Iniciar indução de ovulação com citrato de clomifeno por até 6 meses.
B. Orientar a retornar para avaliação após a mulher completar 35 anos.
C. Orientar o coito; solicitar propedêutica específica após 12 meses de tentativas.
D. Referenciar para realização de fertilização *in vitro*.

**14. (AMRIGS-2021)** Em relação aos exames solicitados na investigação da infertilidade, analise as assertivas abaixo:

I. O FSH sérico no 3° dia do ciclo menstrual avalia a reserva ovariana.
II. A histerossalpingografia é o exame inicial para avaliação da permeabilidade tubária e deve ser realizada na segunda fase do ciclo.
III. O diagnóstico de ovulação pode ser feito pela medida sérica da progesterona no 21° dia do ciclo menstrual.
IV. O espermograma faz parte da avaliação inicial do casal.

Quais estão corretas?

A. Apenas I e II.
B. Apenas II e III.
C. Apenas III e IV.
D. Apenas I, III e IV.

15. (UNIFESP-2020) O hormônio antimülleriano (AMH) é reconhecido como importante marcador da reserva ovariana. Qual das seguintes situações não altera seu nível sérico?

A. Número de folículos antrais.
B. Níveis de vitamina D.
C. Uso prolongado de contraceptivos orais.
D. Volume ovariano.
E. Fase do ciclo menstrual.

16. (FMUSP-2020) Paciente de 34 anos de idade apresenta ciclos menstruais com intervalos longos, próximo a 40 dias, acne moderada e IMC de 28. Nuligesta, tenta engravidar há 1 ano, sem sucesso. Opta-se por induzir sua ovulação com inibidor de aromatase no início do ciclo menstrual. Qual a ação deste medicamento associada à maior fertilização?

A. Liberar o folículo antral.
B. Diminuir a produção de prolactina da adeno-hipófise.
C. Reduzir a produção estrogênica ovariana e periférica.
D. Aumentar o *feedback* positivo estrogênico hipotalâmico.

17. (PUCRS-2020) Paciente, 32 anos de idade, nuligesta, vem à consulta acompanhada de seu esposo, referindo tentativa de gestar há 4 anos. Sobre os antecedentes ginecológicos, a paciente refere ciclos menstruais regulares, fluxo de 3-4 dias, dismenorreia importante com piora progressiva desde que suspendeu o contraceptivo oral combinado. Refere ter tido doença inflamatória pélvica quando adolescente, que necessitou de internação para antibioticoterapia endovenosa. Em relação à história médica pregressa, foi submetida à apendicectomia aos 25 anos. O parceiro tem 40 anos de idade, é hígido, eutrófico, nega gestação em outros relacionamentos e nunca foi submetido à cirurgia. Sobre a investigação desse casal, afirma-se:

I. Histerossalpingografia deve ser solicitada e videolaparoscopia deve ser discutida com a paciente como forma de complementar a investigação de possível fator peritoneal.

II. Avaliação de fator masculino é pouco importante nesse momento, visto que o parceiro é hígido e a história feminina parece ser a causa da infertilidade.

III. Deve ser solicitada dosagem de hormônio antimülleriano para avaliar a reserva ovariana, visto que a infertilidade é de longa data e o casal não deve perder tempo na busca de gestação.

**Está/estão correta(s) apenas a(s) afirmativa(s)**

**A.** I.

**B.** II.

**C.** I e III.

**D.** II e III.

**18.** **(SCMSP-2019)** Um casal procurou o serviço de endocrinologia ginecológica com queixa de infertilidade primária há um ano. Ela, com 35 anos de idade, queixava-se de irregularidade menstrual, negava doenças, era nuligesta e não tinha antecedentes familiares relevantes. Trouxe ultrassonografia transvaginal com o útero em anteversoflexão, ovário direito e esquerdo com os volumes, respectivamente, de 15 mL e 16 mL, e múltiplos folículos antrais, sem presença de folículo dominante. Mostrou histerossalpingografia sem alterações. Além disso, apresentou exames de sangue com os seguintes resultados: TSH, testosterona total, sulfato de dehidroepiandrostenediona e 17 hidroxiprogesterona normais e FSH de 6 mUI/dL (normal até 12 mUI/dL). O exame de progesterona era compatível com a fase folicular do ciclo. Ele, com 38 anos de idade, sem queixas, negou doenças e antecedentes familiares e mostrou espermograma sem alterações. O médico, após avaliação dos exames, realizou a prescrição de citrato de clomifeno.

Com base nesse caso hipotético, assinale a alternativa correta.

**A.** O uso do citrato de clomifeno na paciente é associado a um risco elevado de hiperestímulo ovariano.

**B.** Trata-se de um modulador seletivo dos receptores de estrogênio que cursa com o aumento do FSH ao causar a diminuição da pulsatilidade do GnRH, devido ao bloqueio do *feedback* negativo hipotalâmico do estrogênio circulante.

**C.** A eficácia do uso do citrato de clomifeno é semelhante à do uso de gonadotropina na paciente, entretanto, o citrato de clomifeno possui um maior risco de gestações gemelares.

**D.** Classicamente, utiliza-se o remédio durante cinco dias, do 10° ao 14° ciclo menstrual.

**E.** As taxas de sucesso do tratamento com o citrato de clomifeno são inferiores quando a paciente é obesa.

**19. (SCMSP-2018)** Um casal procurou o serviço de infertilidade com a queixa de não estarem conseguindo engravidar há três anos. Ela tem 34 anos de idade, nega uso de medicamentos, refere diagnóstico de síndrome dos ovários policísticos e, devido a isso, irregularidade menstrual, ficando meses sem menstruar, e mostra histerossalpingografia sem alterações e ultrassonografia com a presença de mioma subseroso em região fúndica uterina com 2 cm em seu maior diâmetro. Ele tem 36 anos de idade e nega doenças ou cirurgias, mostrando espermograma com os seguintes achados pertinentes: concentração por mL de 8 milhões/mL (normal ≥ 15 milhões/mL), motilidade progressiva de 15% (normal ≥ 32%); e morfologia de 1% (normal ≥ 4%). Considerando essa situação hipotética, assinale a alternativa que apresenta todos os fatores que provavelmente estejam acarretando a infertilidade do casal.

**A.** Anovulação crônica, miomatose uterina e oligoastenoteratozoospermia.

**B.** Miomatose uterina e oligoastenoteratozoospermia.

**C.** Anovulação crônica e azoospermia.

**D.** Anovulação crônica e oligoastenoteratozoospermia.

**E.** Fator tuboperitoneal e oligoteratozoospermia.

**20. (IAMSPE-2018)** Paciente de 33 anos de idade procurou ginecologista com queixa de infertilidade conjugal há 1 ano. Nega qualquer antecedente importante. Refere ciclos menstruais regulares a cada 35 dias, sem dismenorreia. O exame ginecológico foi normal. A histerossalpingografia revelou tubas permeáveis. Realizada biópsia de endométrio no 25° dia do ciclo que revelou endométrio proliferativo de aspecto normal. O espermograma do marido foi normal. Ultrassonografia transvaginal no 8° dia do ciclo foi normal. Com esses dados, é possível a seguinte hipótese diagnóstica:

**A.** Infertilidade sem causa aparente.

**B.** Endometriose pélvica.

**C.** Ciclos anovulatórios.

**D.** Sequela de doença inflamatória pélvica.

**E.** Infertilidade de causa psicogênica.

21. **(AMRIGS-2018)** Qual a causa mais comum de infertilidade por fator tuboperitoneal?

A. Malformação uterina.
B. Endometriose.
C. Doença inflamatória pélvica.
D. Tuberculose genital.
E. Cirurgia pélvica anterior.

22. **(UNICAMP-2017)** Mulher, 25 anos de idade, nuligesta, comparece à unidade básica de saúde. Refere vontade de engravidar, mantém relações sexuais completas 3x/sem há 2 anos com mesmo parceiro e não usa métodos anticoncepcionais. A paciente relata ciclos menstruais regulares com volume normal de sangramento. Não tem nenhuma outra queixa e não apresenta antecedentes pessoais ou familiares dignos de nota. O parceiro tem 40 anos e já tem dois filhos de outro casamento. Exame físico e ginecológico normais. Exames laboratoriais: sorologias para sífilis, hepatite B/C, HIV 1/2, HTLV I/II foram negativas, há 2 meses. Os exames complementares a serem solicitados são:

A. Dosagens de FSH, prolactina, testosterona total, testosterona livre, androstenediona, 17(OH)-progesterona, S-DHEA, TSH e T4 livre para a mulher e ultrassonografia transvaginal e espermograma.
B. Ultrassonografia transvaginal e histerossalpingografia.
C. Dosagens de FSH, progesterona, prolactina, testosterona total, testosterona livre, androstenediona, 17(OH)-progesterona, S-DHEA, TSH e T4 livre para a mulher, ultrassonografia transvaginal e histerossalpingografia.
D. Ultrassonografia transvaginal, histerossalpingografia e espermograma.

23. **(FMUSP-2017)** Mulher de 30 anos de idade encontra-se em tratamento para gravidez e deverá ser submetida à inseminação intrauterina. Recebeu medicação para estimular o desenvolvimento do folículo ovariano, que apresenta 20 mm de diâmetro ao ultrassom. Qual dos hormônios abaixo é o mais indicado para induzir a ovulação?

A. Progesterona.
B. FSH.
C. Estrogênio.
D. hCG.

**24.** (PUCRS-2017) Em relação à investigação da infertilidade, é correto afirmar que:

A. Não é necessário realizar exames para confirmar a ovulação se a paciente apresentar sintomas de ovulação, como Mittelschmerz (dor do meio), e/ou ciclos menstruais regulares.

B. A curva de temperatura basal que não evidencia um padrão bifásico diagnostica um ciclo anovulatório.

C. A histerossalpingografia não precisa ser incluída na investigação básica se a paciente já gestou anteriormente.

D. A investigação do fator masculino deve ser realizada somente se não houver alterações do fator feminino.

E. Cultura de secreção cérvico-vaginal para pesquisa de agentes, como clamídia e ureaplasma, não é necessária na investigação de fator cervical.

**25.** (IAMSPE-2016) Casal procura ginecologista com desejo de engravidar. A mulher é portadora de síndrome de Turner e está medicada com anticoncepcional hormonal oral combinado e menstruando regularmente. O marido é saudável e com espermograma normal. Quanto à orientação a ser dada ao casal, assinale a alternativa correta.

A. Suspender o anticoncepcional e aguardar a gravidez espontânea.

B. Propor fertilização *in vitro* após suspensão do anticoncepcional, estímulo da ovulação e coleta de óvulos.

C. Propor adoção pelo risco genético de a síndrome se repetir em eventual gravidez.

D. Pode-se obter gravidez com doação de óvulo, fertilização com espermatozoide do marido e transferência intrauterina para o útero da paciente.

E. Pode-se suspender o anticoncepcional e se tentar a inseminação intrauterina.

**26.** (HCPA-2015) Associe as técnicas de reprodução assistida às situações clínicas.

1 – Inseminação artificial.

2 – Fertilização *in vitro*.

3 – Injeção intracitoplasmática de gameta.

4 – Coito programado.

5 – Indução farmacológica de ovulação.

(   ) Mulher de 27 anos com diagnóstico de síndrome de ovários policísticos e tubas normais.

(   ) Mulher de 29 anos com endometriose severa.

(   ) Mulher de 30 anos cujo marido realizou vasectomia há 15 anos.

A sequência numérica correta, de cima para baixo, é:

A. 1 – 2 – 4.
B. 1 – 3 – 2.
C. 4 – 1 – 3.
D. 5 – 2 – 3.
E. 5 – 3 – 4.

27. (SMS-SP-2014) Casal procura consultório de ginecologista com queixa de infertilidade. Refere tentar engravidar há 8 meses, sem sucesso. Mantêm em média 2 a 3 relações sexuais por semana. A mulher, de 40 anos de idade, interrompeu o uso de anticoncepcional oral há 9 meses e vem apresentando ciclos menstruais regulares desde então. Nega dismenorreia, nega dispareunia, nega infecções genitais prévias. Nunca engravidou. Nega doenças associadas. Não apresenta alterações ao exame físico geral e ginecológico. Traz exame de colpocitologia oncótica e mamografia recentes e normais. O homem, de 42 anos de idade, não apresenta doenças, nega história de trauma ou infecção na região genital. Tem um filho de 9 anos. Traz carta do urologista informando não apresentar alterações no exame físico. Como deve ser a conduta do ginecologista diante desse caso?

A. Deve prescrever citrato de clomifeno para a mulher e orientar coito programado.
B. Deve solicitar ultrassom transvaginal e histerossalpingografia para a mulher. Como a mesma apresenta ciclos regulares, não é necessária a dosagem hormonal. Não há necessidade de pesquisa masculina.
C. Deve realizar apenas a pesquisa feminina (dosagem de FSH no 3º dia do ciclo menstrual, USG transvaginal, histerossalpingografia). Não há necessidade de investigação de fator masculino diante da história do casal.
D. Deve realizar a pesquisa masculina (espermograma) e feminina (dosagem de FSH no 3º dia do ciclo menstrual, USG transvaginal, histerossalpingografia, dosagem de progesterona na segunda fase do ciclo).
E. Não há indicação de investigação de infertilidade, já que esta é definida como ausência de gestação após um ano de tentativa.

28. (HCPA-2014) Paciente de 32 anos, com ciclos menstruais irregulares e diagnóstico de anovulação por hipogonadismo hipogonadotrófico, deseja engravidar. Diante desse quadro, considere os fármacos abaixo.

I. Citrato de clomifeno.

II. Inibidor da aromatase.

III. Gonadotrofinas.

**Quais deles poderiam ser utilizados para induzir a ovulação?**

**A.** Apenas I.

**B.** Apenas II.

**C.** Apenas III.

**D.** Apenas I e II.

**E.** I, II e III.

29. **(HCPA-2014)** Um casal, ambos com 35 anos de idade, deu início ao processo para investigação de infertilidade primária. À consulta, a paciente informou que as menstruações eram irregulares e com ciclos que variavam de 26-36 dias, apresentando dor no primeiro dia, que aliviava com o uso de ácido mefenâmico. A dor tinha as mesmas características desde a menarca. Em seu histórico, constava uma gestação interrompida espontaneamente, fruto de um relacionamento anterior aos 24 anos. O parceiro referiu cirurgia aos 5 anos para a retirada do testículo direito, que era intra-abdominal, e desenvolvimento puberal normal e destacou não ter problema de libido ou ejaculação. O casal não vinha fazendo uso de qualquer anticoncepção há 4 anos e mantinha relações 2-3 vezes por semana. Ambos negaram doenças sexualmente transmissíveis prévias, uso de medicamentos e tabagismo. Com base nesse quadro, que exame subsidiário mais provavelmente estará alterado?

**A.** Espermocitograma.

**B.** Dosagem de progesterona na segunda fase do ciclo menstrual.

**C.** Histerossalpingografia.

**D.** Ultrassonografia transvaginal.

**E.** Dosagem de gonadotrofinas.

30. **(PUCRS-2014) Em relação à fertilização** *in vitro*, **são feitas as seguintes assertivas.**

I. É possível fazer fertilização *in vitro* após vasectomia, através da aspiração dos espermatozoides do epidídimo.

II. No Brasil, a idade limite para fertilização *in vitro* para a mulher é de 50 anos.

III. Inseminação artificial e fertilização *in vitro* têm as mesmas chances de gravidez, apesar de as indicações serem diferentes.

**Está/estão correta(s) a(s) afirmativa(s)**

A. I, apenas.

B. II, apenas.

C. I e II, apenas.

D. II e III, apenas.

E. I, II e III.

## GABARITO

| | | | | |
|---|---|---|---|---|
| 1. D | 7. A | 13. C | 19. D | 25. D |
| 2. B | 8. A | 14. D | 20. C | 26. D |
| 3. B | 9. A | 15. E | 21. C | 27. D |
| 4. E | 10. B | 16. C | 22. D | 28. C |
| 5. B | 11. C | 17. A | 23. D | 29. A |
| 6. C | 12. C | 18. E | 24. A | 30. C |

## PONTOS-CHAVE – INFERTILIDADE E REPRODUÇÃO ASSISTIDA

▸ A infertilidade é definida como a ausência de gestação após um ano de relações sexuais desprotegidas. Tem uma prevalência de 10 a 15% dos casais.

▸ As principais causas de infertilidade são: distúrbios ovulatórios (sendo a SOP a mais comum), fator tubário (obstrução ou aderências peritubárias), endometriose, idade feminina e o fator masculino.

▸ Antes de qualquer tratamento para infertilidade, deve-se realizar uma avaliação básica, que consiste em saber se a paciente está ovulando, avaliar a permeabilidade tubária e solicitar espermograma.

▸ A associação entre a idade da mulher e a redução da fertilidade é bem documentada. O declínio da fecundabilidade começa logo após os 30 anos de idade e é acelerado por volta dos 40 anos, com importante redução da quantidade e da qualidade dos oócitos. A reserva ovariana pode ser determinada por vários exames, sendo os mais utilizados as dosagens de FSH basal (terceiro dia do ciclo) e do hormônio antimülleriano e a contagem de folículos antrais à ultrassonografia.

▶ O fator ovulatório é responsável por 30 a 40% dos casos de infertilidade. A história menstrual com oligomenorreia, polimenorreia, amenorreia ou sangramento uterino disfuncional pode sugerir ciclos anovulatórios e, nesses casos, os exames iniciais a serem solicitados são FSH, prolactina e TSH. Ainda, se houver manifestações hiperandrogênicas, devem-se acrescentar dosagens de androgênios, 17(OH)-progesterona e realizar ultrassonografia transvaginal. Já a presença de sintomas pré-menstruais é sugestiva de ciclos ovulatórios. Os exames mais utilizados para detecção da ovulação são dosagem da progesterona sérica no meio da fase lútea e monitorização ultrassonográfica da ovulação.

▶ Os fatores tubário e peritoneal são responsáveis por 30 a 40% dos casos de infertilidade. Dentre as causas não infecciosas, a mais prevalente é a endometriose. A doença inflamatória pélvica (DIP) é causa comum de obstrução tubária, e a incidência de infertilidade de causa tubária aumenta progressivamente com o número de episódios de DIP. A histerossalpingografia é o exame inicial para a avaliação da permeabilidade tubária, devendo ser realizada após a menstruação e antes da ovulação. A laparoscopia é considerada o padrão-ouro para o diagnóstico de doença tubária e peritoneal.

▶ Miomas submucosos e sinéquias intrauterinas podem causar infertilidade. A histeroscopia é o padrão-ouro para avaliação da cavidade uterina.

▶ A endometriose acomete 25 a 50% das mulheres inférteis. Os possíveis mecanismos de infertilidade em mulheres com endometriose são distorção anatômica por aderências ou fibrose e a existência conhecida de mediadores inflamatórios, com efeitos tóxicos sobre gametas, embriões, fímbrias tubárias e endométrio tópico.

▶ As técnicas de reprodução assistida (TRA) incluem uso de gametas autólogos ou de terceiros, inseminação intrauterina, fertilização in vitro (FIV), injeção intracitoplasmática de espermatozoides (ICSI) – que utiliza esperma ejaculado ou retirado cirurgicamente, usado fresco ou criopreservado –, transferência de embriões criopreservados e uso de oócitos doados.

▶ As principais complicações associadas às TRA são a gravidez múltipla e a síndrome de hiperestimulação ovariana.

# BIBLIOGRAFIA CONSULTADA

Berek JS, Berek DL. Berek e Novak: tratado de ginecologia. 16.ed. Rio de Janeiro: Guanabara Koogan, 2021.

Camargos AF, de Melo VH, dos Reis FM, Murta EFC, da Silva Filho AL. Ginecologia ambulatorial: baseada em evidências científicas. 3.ed. Belo Horizonte: Coopmed, 2016.

DeCherney AH, Nathan L, Laufer N, Roman AS. CURRENT – Ginecologia e obstetrícia: diagnóstico e tratamento. 11.ed. Porto Alegre: AMGH, 2014.

European Society of Human Reproduction and Embriology. ESHRE guideline: endometriosis. Disponível em: https://www.eshre.eu/Guidelines-and-Legal/Guidelines/Endometriosis-guideline.aspx. Acesso em: 20 mai. 2022.

Federação Brasileira das Associações de Ginecologia e Obstetrícia. Tratado de Ginecologia Febrasgo. 1.ed. Rio de Janeiro: Elsevier, 2019.

Fernandes SS. Ginecologia clínica e cirúrgica. 1.ed. Rio de Janeiro: Rubio, 2019.

Ferriani RA, Vieira CS, Brito LGO. Rotinas em ginecologia. São Paulo: Atheneu, 2015.

Girão MJBC, Baracat EC, Lima GR (eds). Tratado de ginecologia. 1.ed. Rio de Janeiro: Atheneu, 2017.

Girão MJBC, de Lima GR, Baracat EC, Sartori MGF, Nazário ACP (eds). Ginecologia. 2.ed. Barueri: Manole, 2019.

McCartney CR, Marshall JC. Polycystic ovary syndrome. N Engl J Med. 2016;375(1):54-64.

Morch LS, Skovlund CW, Hannaford PC, Inversen L, Fielding S, Lidegaard O. Contemporary hormonal contraception and the risk of breast cancer. N Engl J Med. 2017;377(23):2228-2239.

Passos EP, Ramos JGL, Martins-Costa SH, Magalhães JA, Menke CH, Freitas F (orgs). Rotinas em ginecologia. 7.ed. Porto Alegre: Artmed, 2017.

World Health Organization (WHO). Medical eligibility criteria for contraceptive use – 5.ed. Genebra: World Health Organization, 2015.

Zondervan KT, Phil D, Becker CM, Missmer SA. Endometriosis. N Engl J Med. 2020;382(13):1244-1256.